迎接樂活長壽的
鎌田式5大養生術

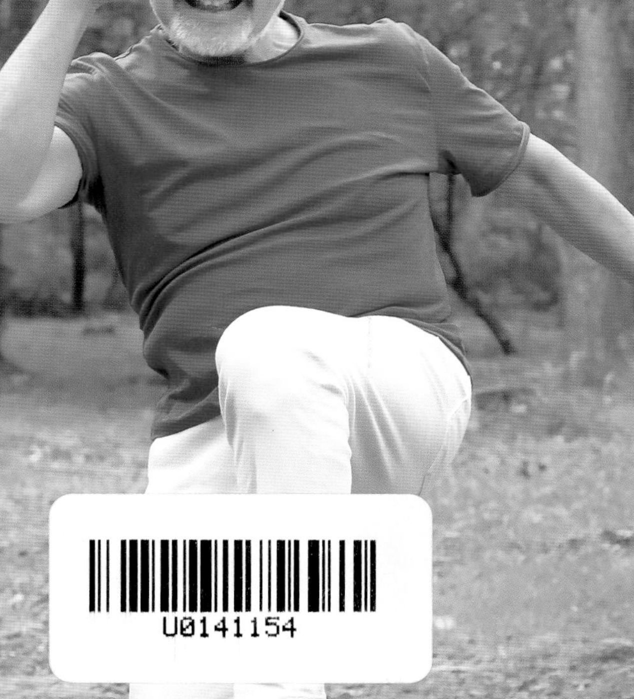

Kamata Minoru
鎌田 實

瑞昇文化

前言

「90歲之牆」。

即使我已經做了將近50年維持健康的運動，但對我來說，也是一道相當棘手的高牆。現在已經是個「超過90歲，如果只是想要長壽、繼續度日的話，就有可能如願」的時代了。不過一旦年過90，需要依賴長照保險的人超過50％，並且有大約4成的男性及7成的女性患有失智症。正因為身處這樣的時代，我才會構思出可以健康地跨越90歲之牆的鎌田式健康法。

在這套健康法中，最重要的就是肌力。即使到了90歲，如果想要獨自上餐廳用餐、或是去泡溫泉，預防肌力減弱就會成為最要緊的事。

為了實現這一點，我撰寫了《鎌田式懶人肌肉鍛鍊操》一書，應該有不少人，在實際進行書中所介紹的運動後都提升肌力了吧？不過一直做同樣的運

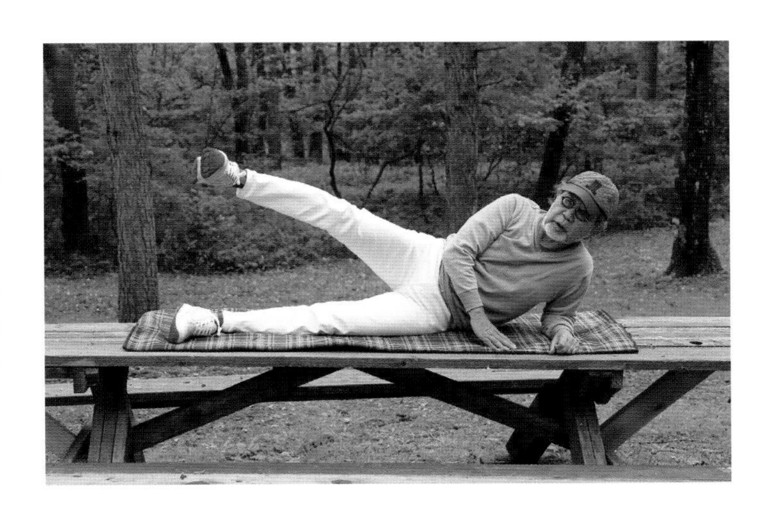

想要輕鬆跨越90歲之牆，
「存肌肉」就很重要

動，難免會覺得膩，因此，在本書中，我將會盡可能地多介紹一些自己最近開始做的新運動。做了這些運動，應該就能打造出即使到了90歲，依然能夠健步如飛的肌肉。

想要到了90歲都還很有活力，只靠肌肉是不夠的。隨著年齡增長，不單只有肌肉，骨骼也會變得脆弱。上了年紀後，一旦骨折，此後就只能長期臥床的案例比比皆是。為了預防這些問題發生，我提倡的就是「①肌活、骨活」。

此外，如果想預防癌症或新冠肺炎等感染症的重症化，就必須重視免疫力。

為了提高免疫力，讓腸道保持健康正是關鍵，我將這個活動稱為「②腸活」。

失智症也是很讓人擔心的問題。為了讓大腦維持在「即使90歲，仍然沒有失智」的狀態所進行的活動，就是「③腦活」。

還有，各位應該也會想預防高血壓與糖尿病、還有心肌梗塞和腦中風吧？為了達成這個目的，讓血管變得健康也是至關重要的。我從「脈搏」中取了「脈」字，將之命名為「④脈活」。

最後，隨著年齡增長，有越來越多的人會容易睡不好，因此，我將「能夠提升睡眠品質、讓大腦和身體好好休息」的活動命名為「⑤眠活」。

以簡單易懂的方式，將上述的「鎌田式5活」整理成一套養生術的，就是本書。雖然90歲被稱為「長壽路上最大的障礙」，不過，就讓我們藉由這「5活」來輕鬆跨越這道高牆吧。

只要持續實踐「5活」，就能身心健康地度過人生後半場

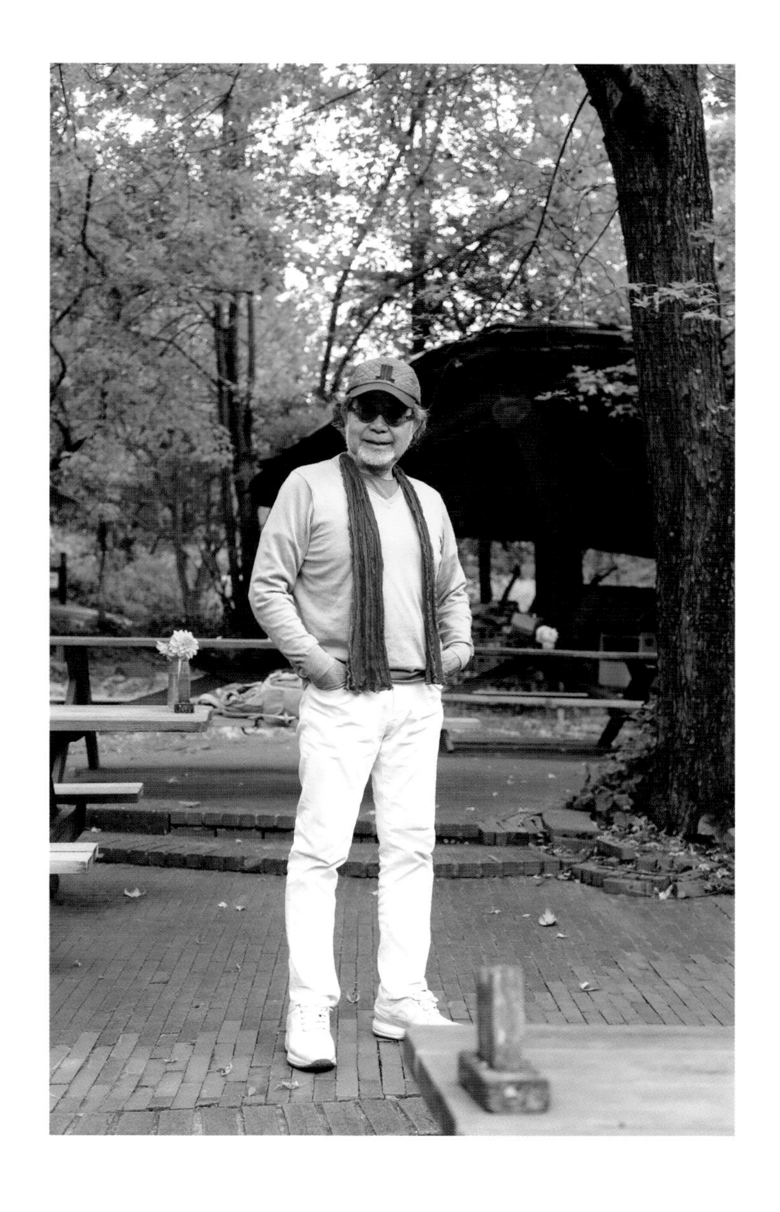

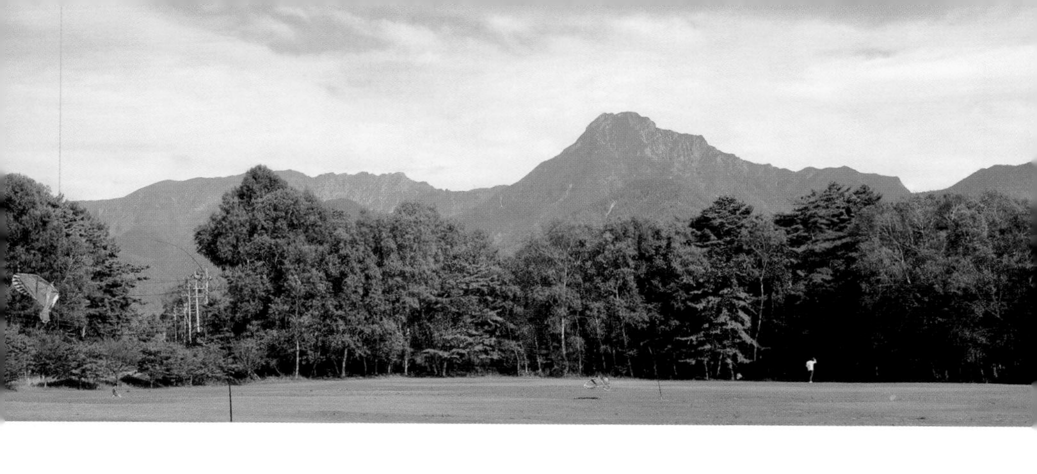

目錄

前言……2

第1章

肌活、骨活

強化肌肉與骨骼，預防長期臥床 打造即使到了90歲，依然能健步如飛的下半身

即使到了90歲，仍然可以自己一個人去餐廳
強化肌肉、防範衰弱症是預防老化的基礎……12
◎鎌田式超寬步深蹲……20
◎強化大腿內側……22
◎俯臥抬腿……24
◎側抬腿……26

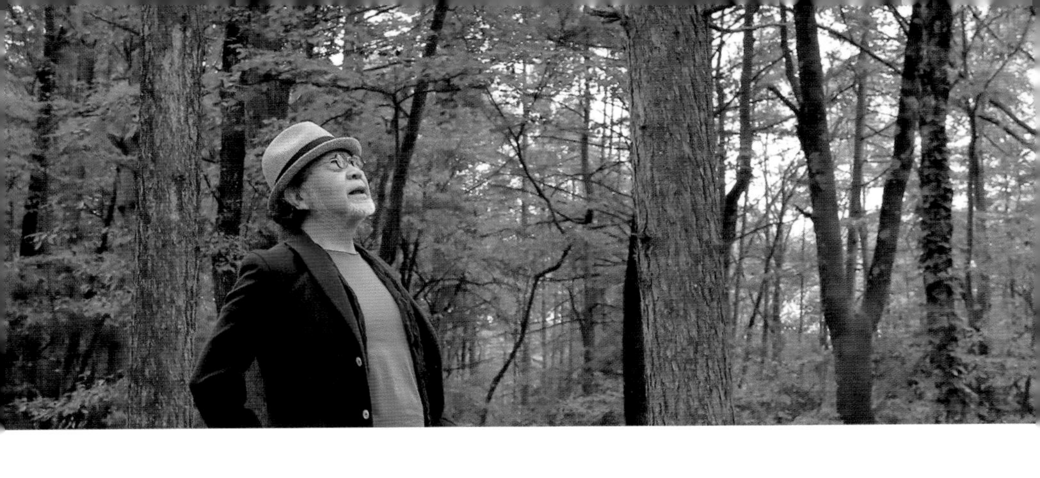

◎真・鎌田式踮腳運動……28
◎單車式捲腹……30
◎轉體運動……32
◎跪姿伏地挺身……34
◎側腹運動……36
◎大腿抬腿伸展運動……38
◎背部伸展……40
◎登山者式……42
◎膝痛運動……46
◎腳踝伸展運動……48
只靠運動無法強化下半身
確實攝取蛋白質來增加肌肉量……50
強化骨骼，讓「肌活」效果更能提升
透過飲食和運動的「骨活」
打造即使跌倒也不會骨折的骨骼……54
◎「骨活」踮腳運動……56

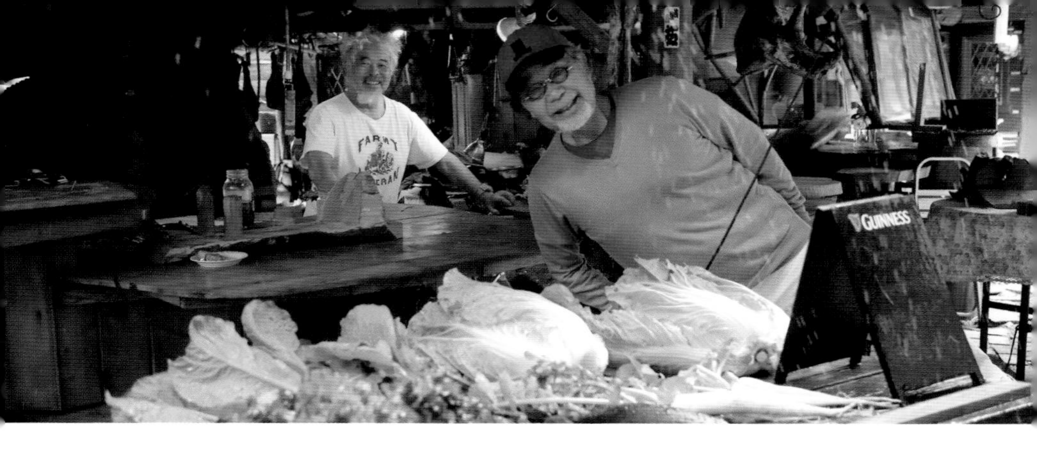

第2章

腸活

讓身為免疫關鍵的腸道活性化
打造能對抗癌症及感染症的身體

有健康的**腸道**就能提升免疫力
了解「腸腦軸」，連帶趕跑憂鬱的心情……60

◎仰臥抱膝的姿勢……68

第3章

腦活

維持讓腦部機能活性化的生活習慣
打造即使到了90歲也不會罹患失智症的大腦

想要健康跨越90歲之牆
保持**大腦**年輕非常重要……76

◎12生肖主題大腦體操……88

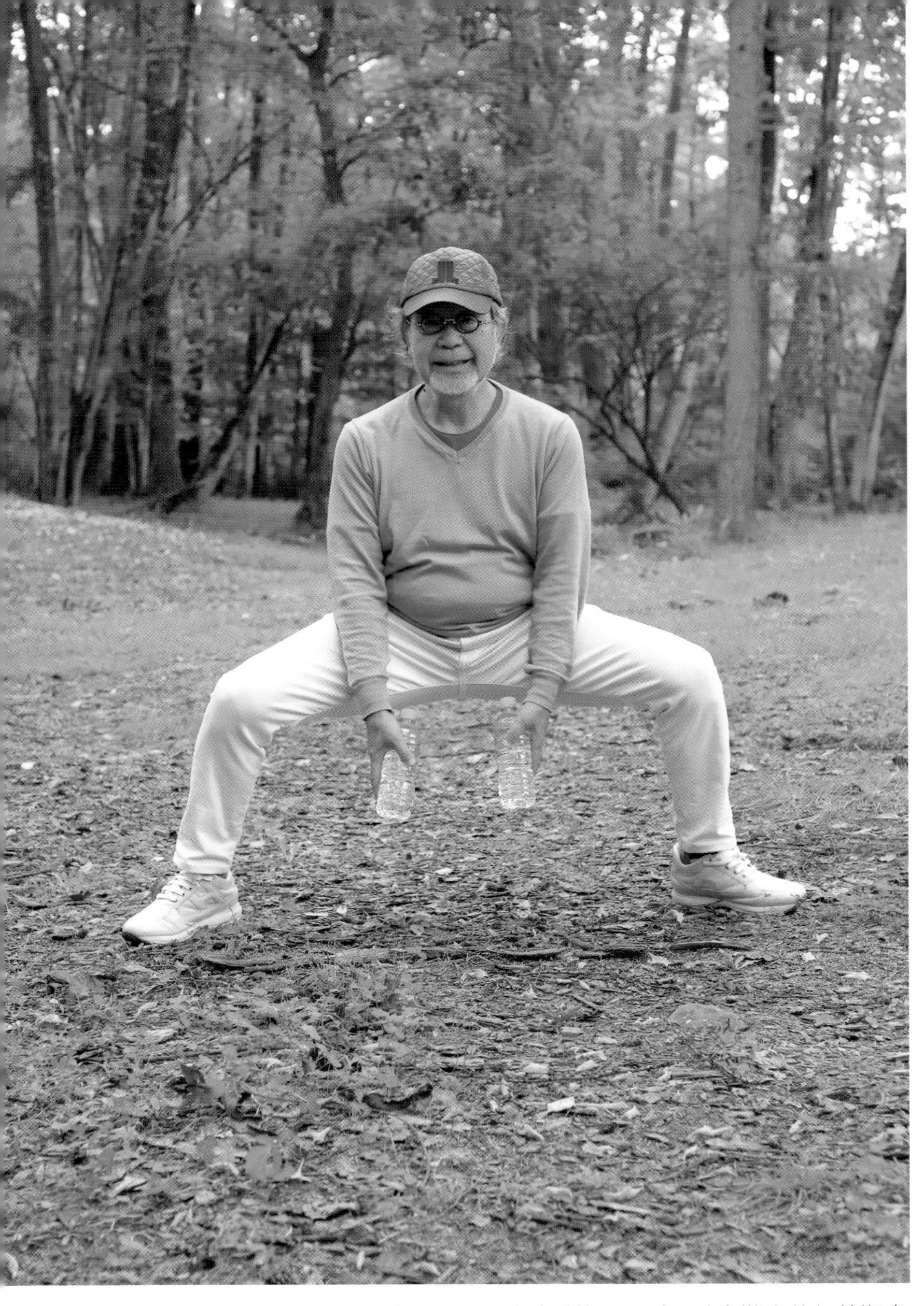

強化大腿肌肉的鎌田式超寬步深蹲（做法請看第 20 頁）。手拿裝水的保特瓶來增加重量，可以增加負荷，效果更佳

不運動的話，就無法增加肌肉

一旦罹患肌少症，特別明顯的症狀就是行走的速度變慢、走路時需要使用拐杖。這種「LOCOMO」（運動障礙症候群locomotive syndrome的簡稱，指的是運動機能衰退的狀態）會使心肺功能下降、加速全身老化，成為「需要他人照護」的原因。為了不要依賴長照保險，將「進行『肌活』，預防肌少症」這件事放在心上是很重要的。

能否使用單腳從椅子上起身，是確認腿部肌力衰退狀態的簡單方法之一。坐在高40cm左右的椅子上，只要能在不依靠反作用力的情況下，以單腳站起身，並且維持單腳站立的狀態3秒，就算合格。做不到的人，維持身體平衡的肌力有可能已經開始衰退。

此外，手指明明沒有任何病痛，但卻難以轉開保特瓶瓶蓋的人，也要特別注意。握力被認為可以反映全身肌肉的狀態，握力減退到連保特瓶的瓶蓋都轉不開的人，全身的肌肉有可能都已經衰退了。

我在68歲的時候，就沒有辦法用單腳從椅子上站起來。

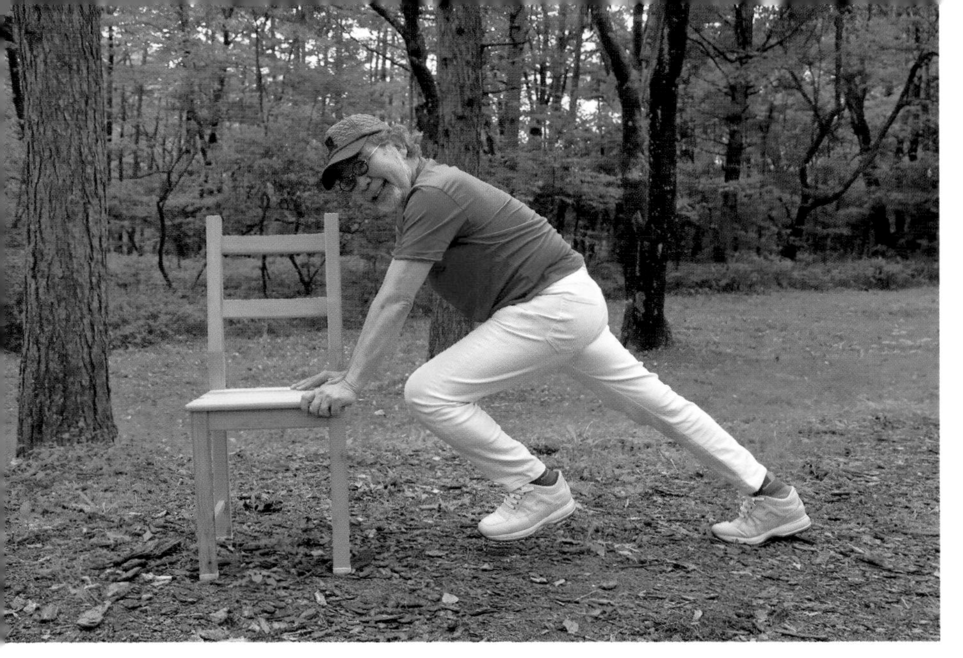

難度稍高的登山者式（做法請看第 42 頁）

因此，我每天都會進行深蹲等「肌活」，肌肉量因此增加，之後就能輕鬆地用單腳站起身了。走路的速度也變快，作為興趣的滑雪，感覺技術也更上一層樓了。

自從我在48年前成為醫生後，就一直致力於打造地區健康的運動。

現在的長野縣，雖然以「健康長壽縣」而廣為人知，但在過去，長野縣民的壽命是非常短的。為了擺脫這個困境，我們所提倡的活動之一，就是「肌活」（運動）。

想要展開以「肌活」為首的新生活習慣，必須改變過去的所作所為。也就是說，重要的是，要如何讓行動發生改變。

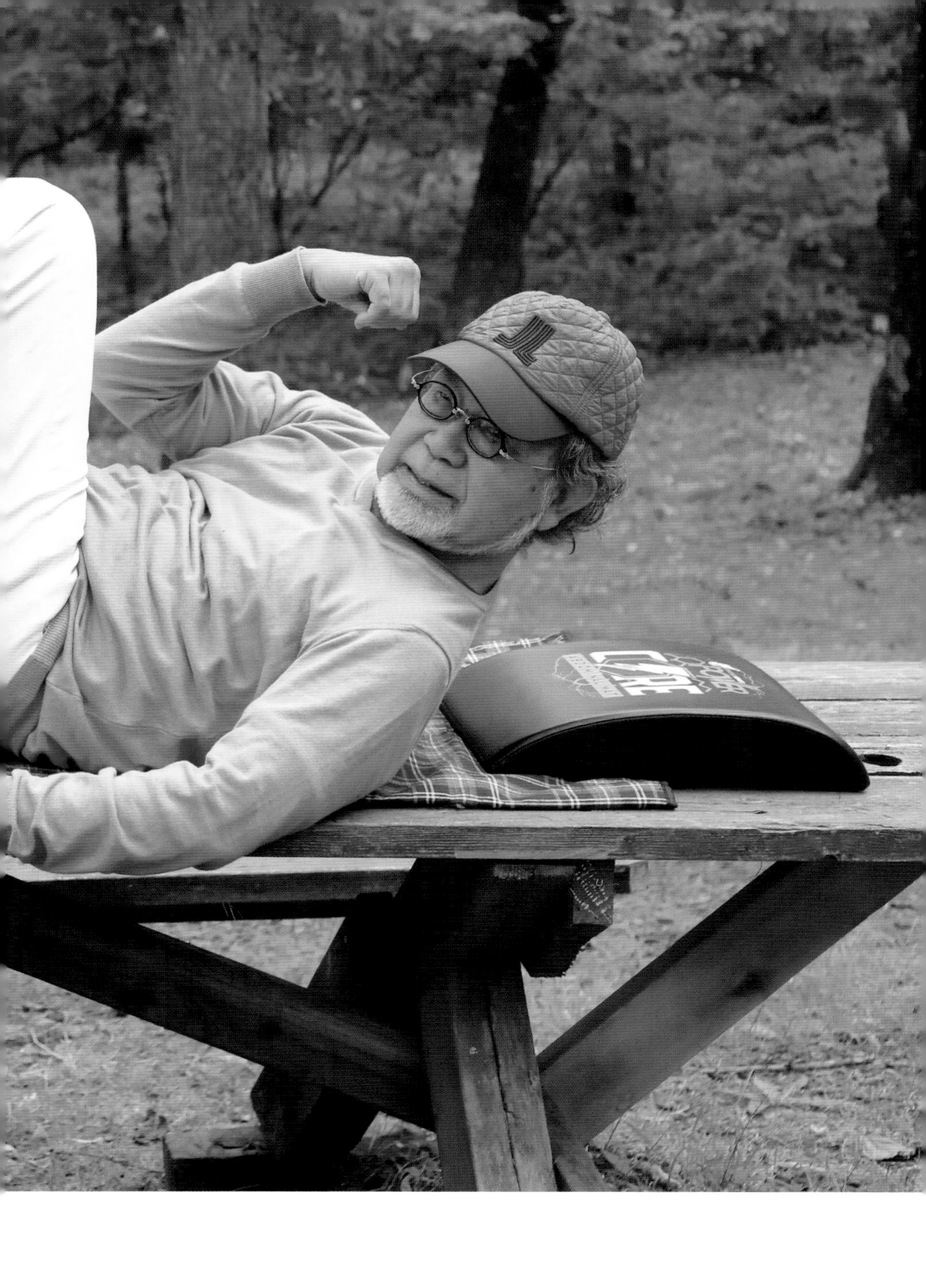

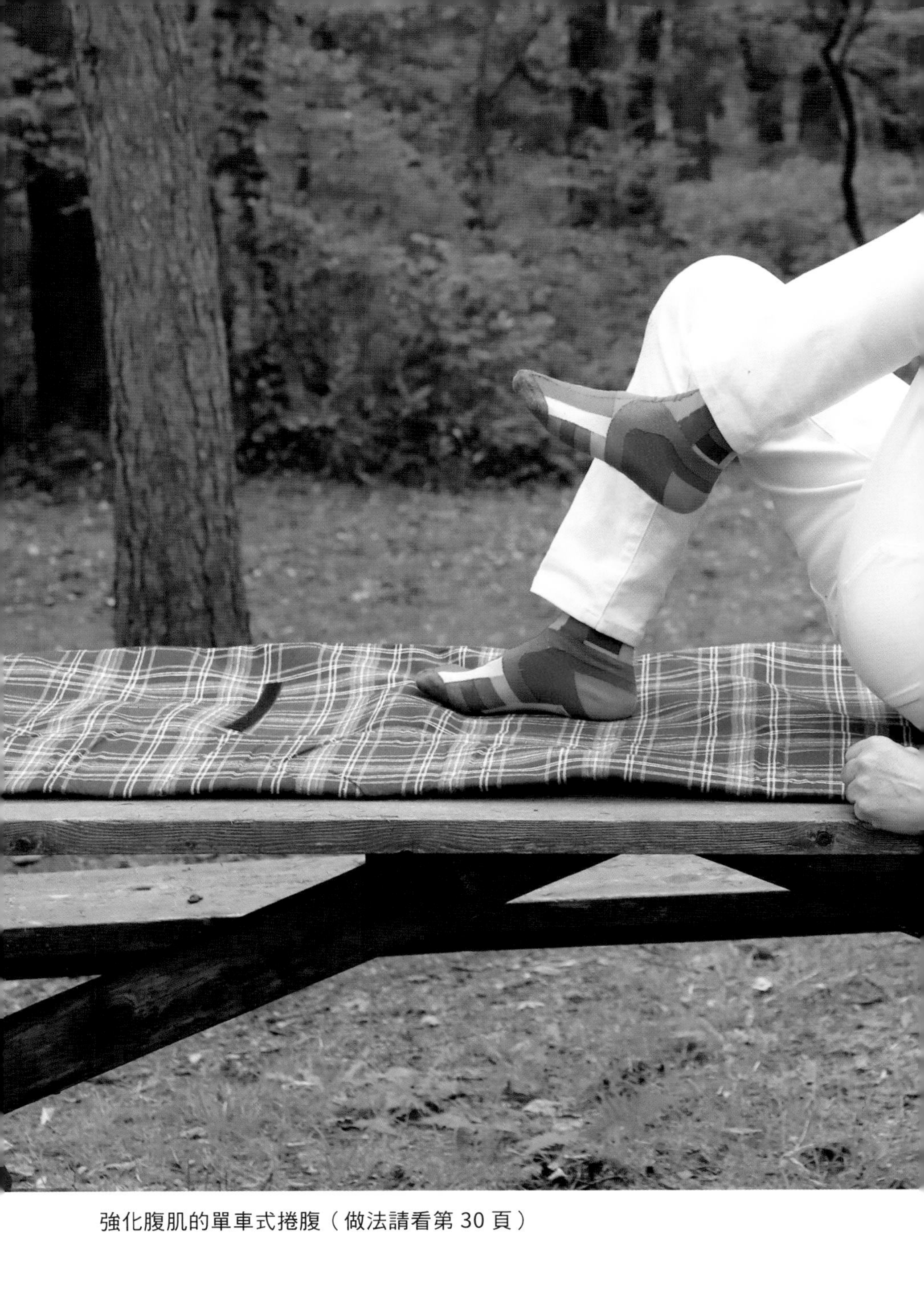

強化腹肌的單車式捲腹（做法請看第 30 頁）

即使到了80歲，仍然可以行走、外出

各位聽過「80GO運動」嗎？這是指「即使到了80歲，也要出門走走」，是日本醫學會聯盟在2022年4月所發表的「為了克服衰弱症與運動障礙症候群的醫學會宣言」（下稱宣言）中所提倡的運動。

大約從5年前開始，我開辦了「鎌田實的『不用努力的健康長壽實踐塾』」（下稱鎌田塾），與一千人左右的學員一起致力於促進健康。其中重要的項目，就是針對虛弱症及運動障礙症候群的對策。因此，我向學員們提案了這樣的生活方式：進行①鎌田式快慢走、②深蹲和踮腳運動等自重訓練、③為了打造肌肉與骨骼，充分攝取蛋白質。①在上一本書《鎌田式懶人肌肉鍛鍊操》中也介紹過，就是重複3分鐘快走、3分鐘悠閒漫步的健走方式。②則是使用自身體重進行的鍛鍊，因為不需要使用特別的工具，是種在自己家裡面也能進行的簡單健身訓練法。至於③，會從第50頁起開始說明。

從第20頁開始，將會介紹②的自重訓練（鎌田式懶人體操第2部）。另外，有膝蓋疼痛問題的人，請先從自第46頁開始介紹的這2個運動做起。

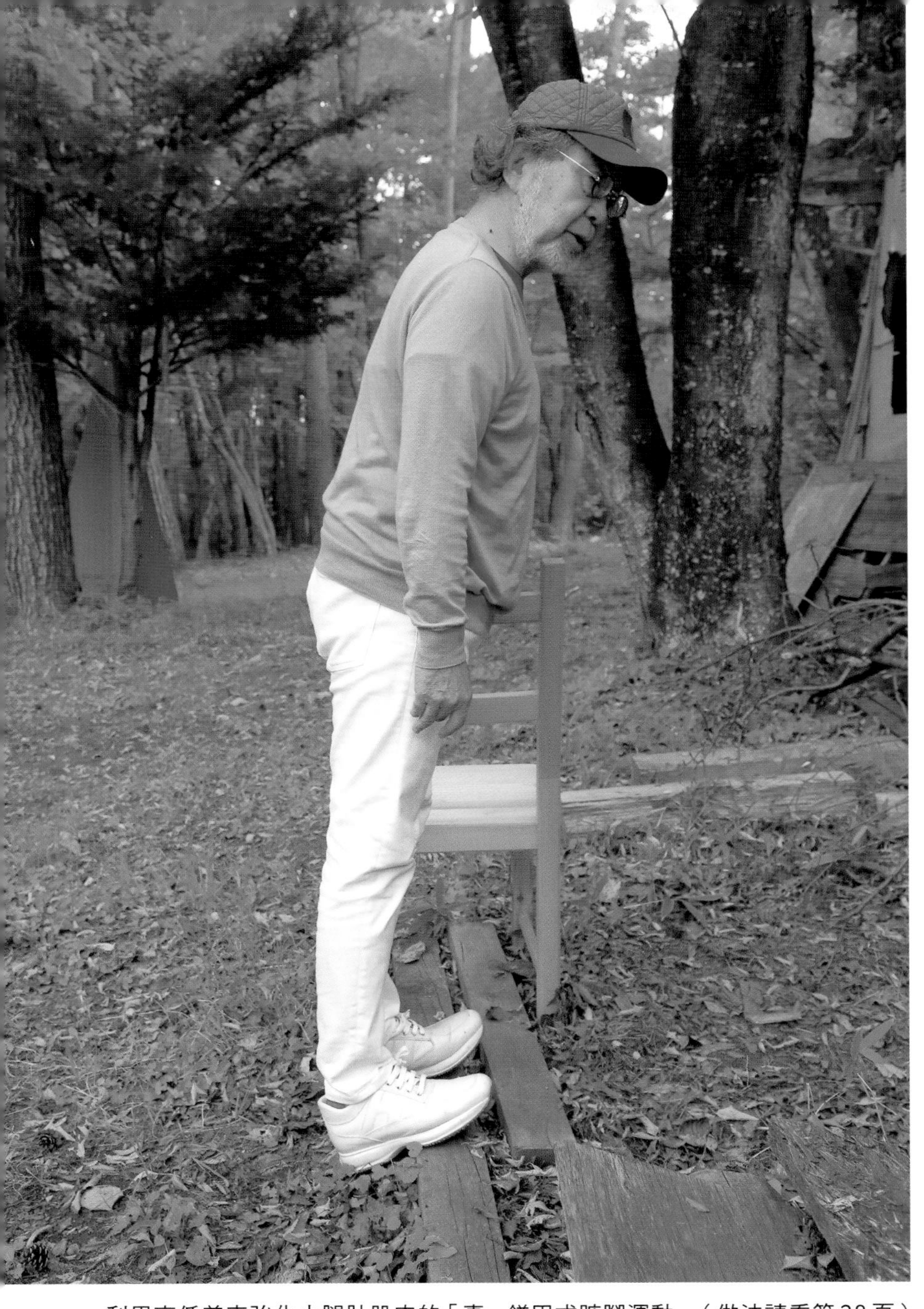

利用高低差來強化小腿肚肌肉的「真・鎌田式踮腳運動」（做法請看第 28 頁）

鎌田式深蹲更加進化後的決定版。
強化大腿與臀部肌肉，同時美化腿部與臀部線條

鎌田式
超寬步深蹲

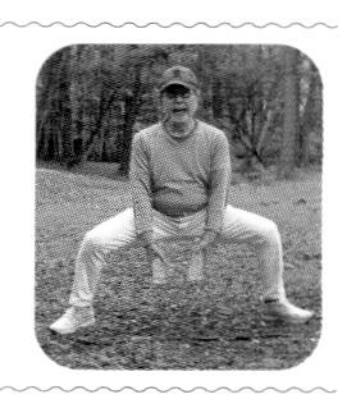

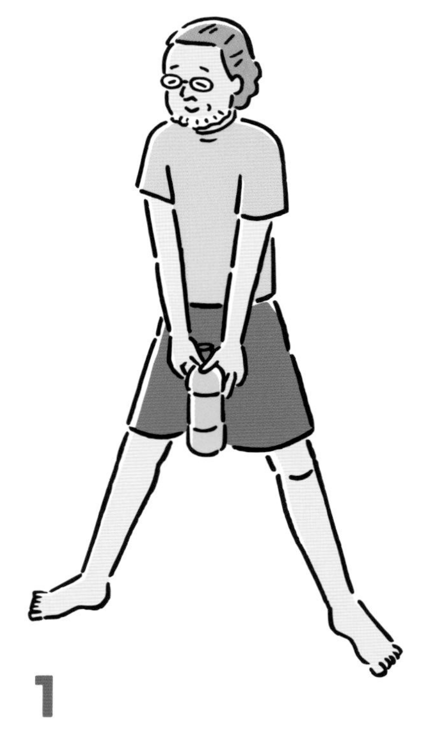

1

雙腳張開至比肩寬更寬，腳尖分別朝向外側。雙手拿著 1 瓶裝水的500ml寶特瓶，自然下垂

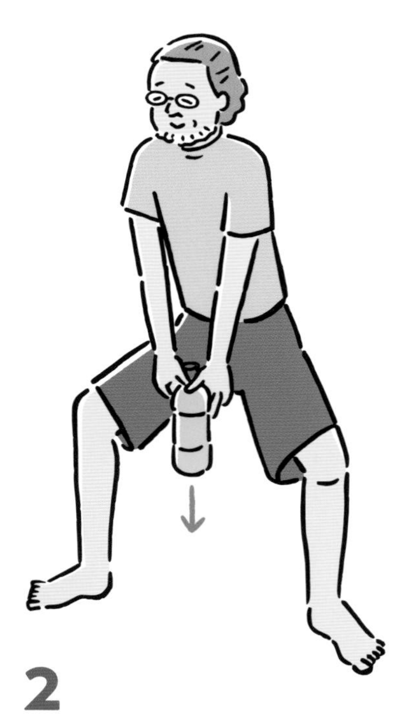

2

身體稍微往前傾，彎曲膝蓋，讓臀部慢慢往下坐。膝蓋所朝向的方向與雙腳腳尖相同

做不到的人，可以先從不拿保特瓶的狀態開始做

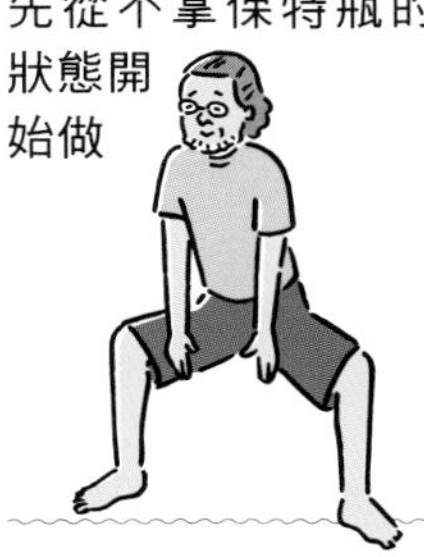

重點

◉腳尖要與膝蓋朝向同一個方向

◉為了鍛鍊到臀部的肌肉，大腿要盡可能與地面平行

1組
10次
×
1天
2組

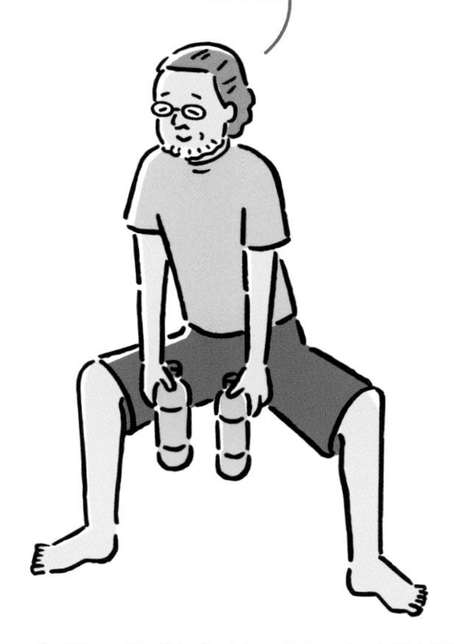

拿著2瓶裝水的500ml寶特瓶進行深蹲，可以增加更多負荷，提升健身效果

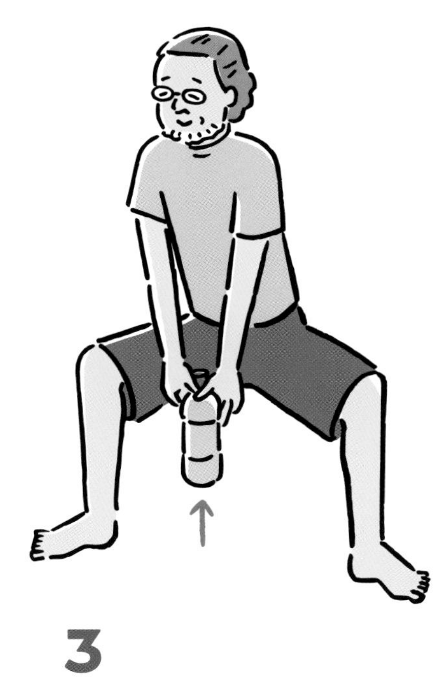

3

身體往下壓，直到大腿與地面平行後，再慢慢回到**1**的姿勢

想要到了 90 歲仍然健步如飛，要強化大腿內側的肌肉。
同步鍛鍊肩部肌肉（三角肌），同時預防上半身老化

強化大腿內側

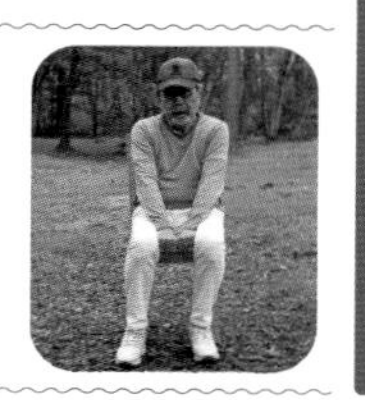

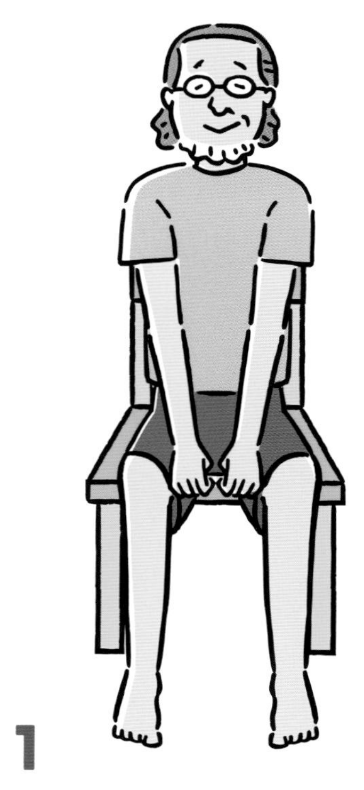

1

淺淺坐在椅子上，雙腳張開與肩同寬。雙手握拳，放在雙腳之間

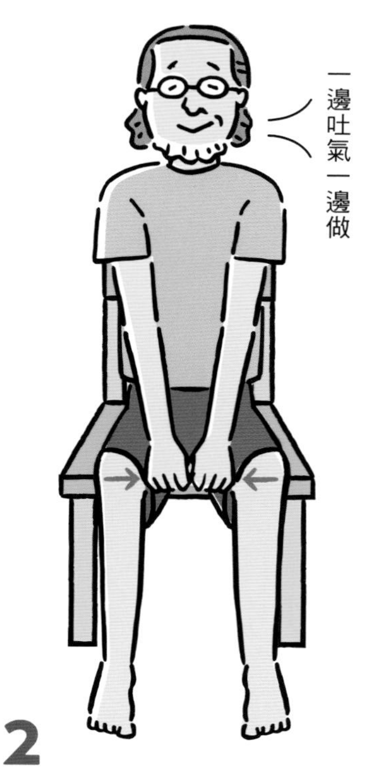

2

從大腿與拳頭間略有縫隙開始，像是要壓扁自己的拳頭一樣，慢慢夾緊雙腳

也可以使用有彈力、大小適中的球來做

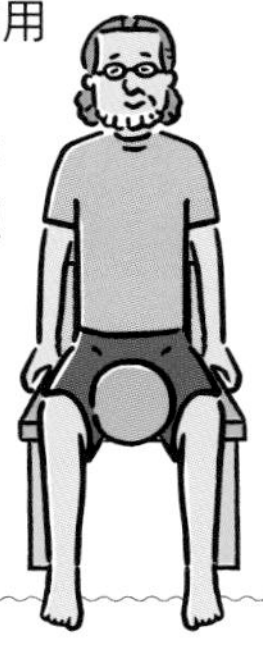

重點

◉以「向大腿內側施加壓力」的感覺來夾緊拳頭

◉要一邊吐氣一邊用力

1組 10次 × 1天 2組

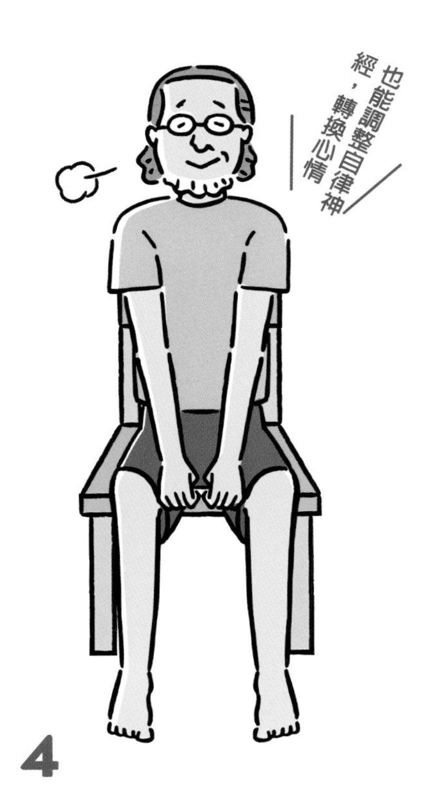

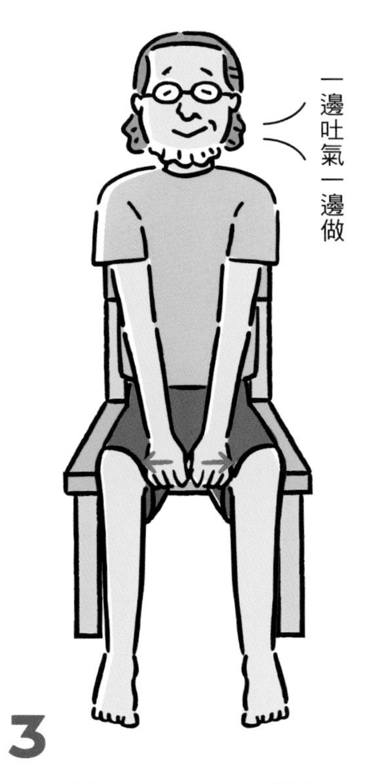

3

夾緊雙腳的同時，肩部肌肉用力，彷彿要用拳頭將大腿內側推回原位的感覺。在 7 秒內進行 **2** 與 **3** 的連續動作

4

7 秒後放鬆身體，以 3 秒的時間吸氣。重複以上動作 10 次

強化大腿後方的肌肉（大腿後肌）。
加入扭轉動作的話，也能鍛鍊到臀部肌肉

俯臥抬腿

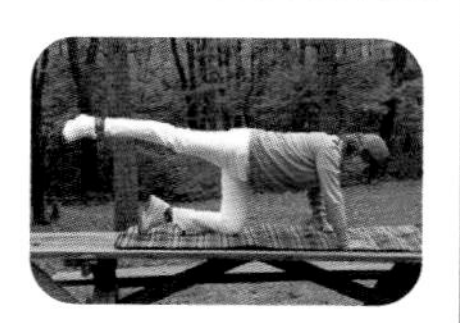

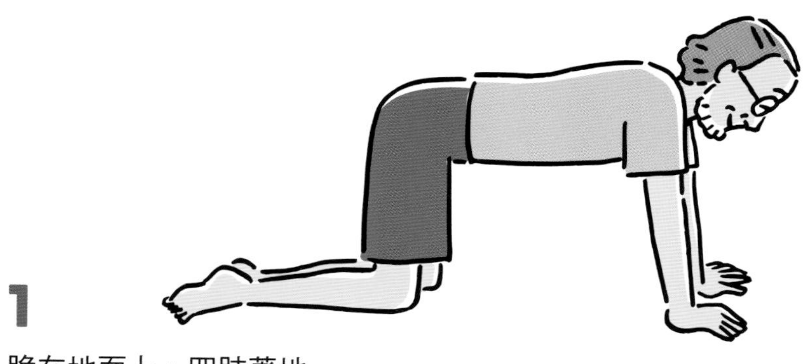

1

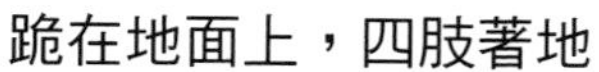

跪在地面上，四肢著地

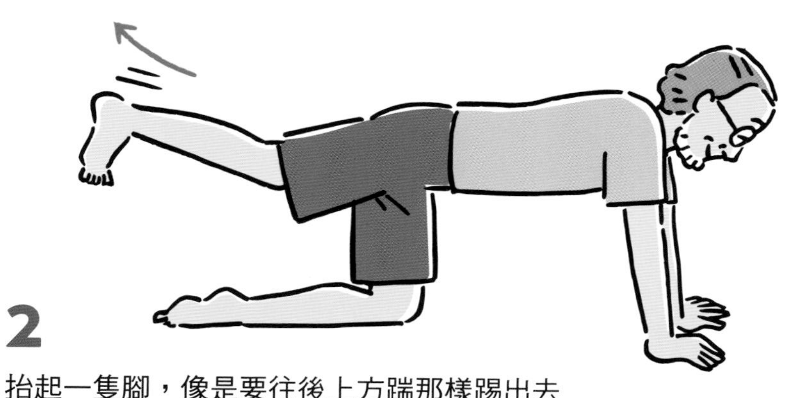

2

抬起一隻腳，像是要往後上方踹那樣踢出去

做不到的人，踢腿時只要踢至自己能踢到的高度即可

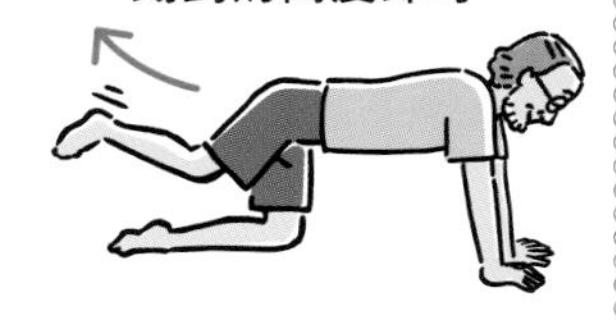

重點

◉不依賴反作用力，而是使用腿部後方的肌肉往後踢

◉踢的同時要吐氣

1 組
左右各 10 次
×
1 天
2 組

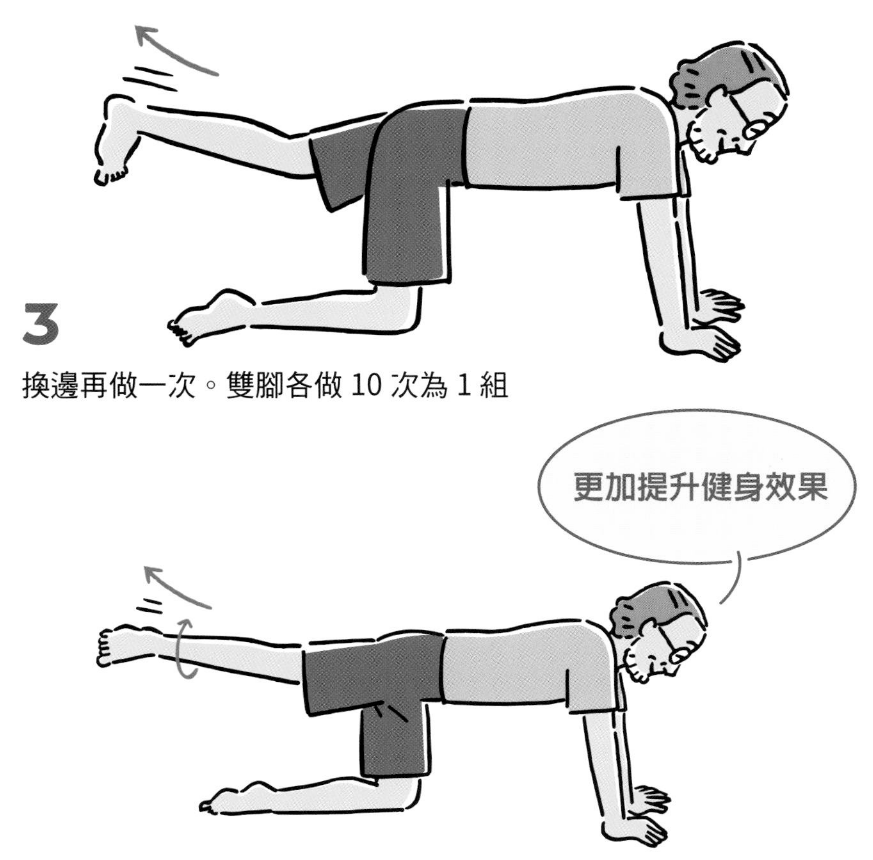

3

換邊再做一次。雙腳各做 10 次為 1 組

如果已經做得很習慣的話，讓大腿內側朝向地面，扭轉腿部往後踢，可以更加強化臀部的肌肉（臀大肌與臀中肌）

鍛鍊讓行走姿勢更加正確的臀中肌。
活動髖關節，強化闊筋膜張肌，預防跌倒

側抬腿

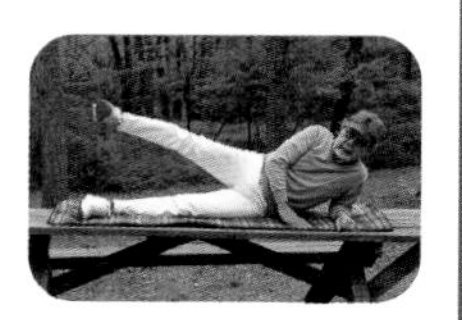

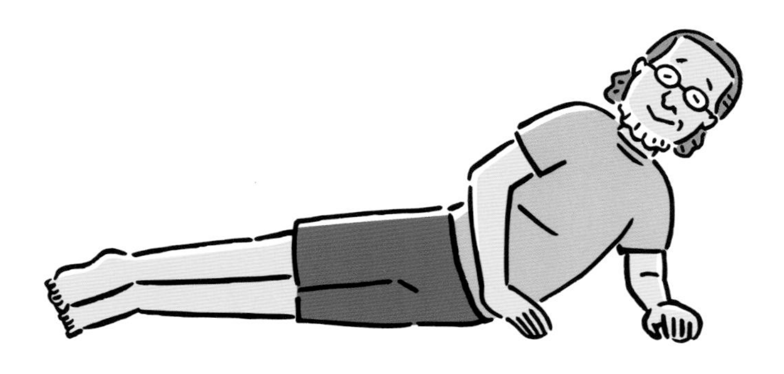

1

側躺，膝蓋伸直，用下方那隻手的手肘撐起身體。此時要盡可能讓骨盆保持直線

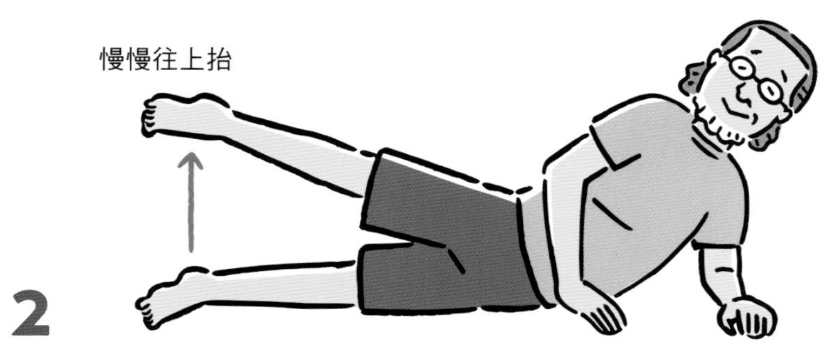

2

抬起上方那隻腳

也可以將頭部枕在靠地面的那隻手上

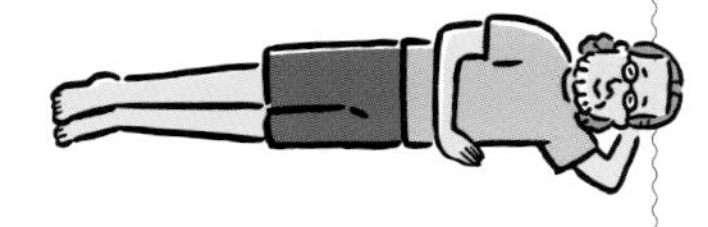

重點

◉抬腳時不要依靠反作用力，慢慢地抬起

◉抬起腳時為了避免骨盆晃動，要將注意力放在腹肌上

1 組
左右各 10 次
×
1 天
2 組

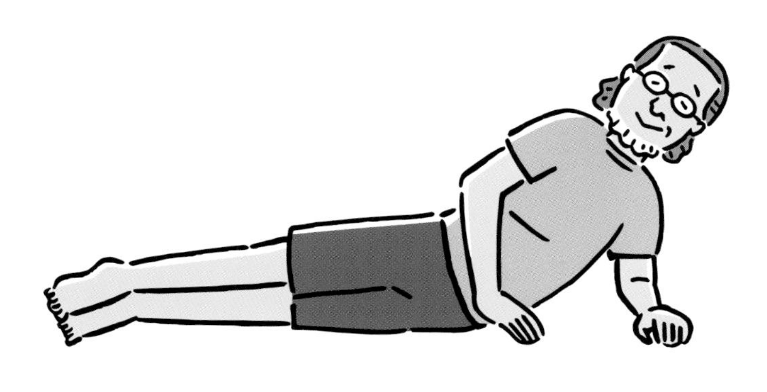

3

回到 **1** 的姿勢。重複這個動作 10 次

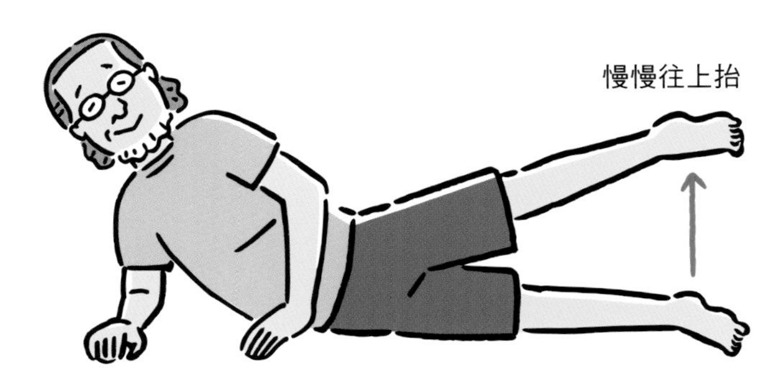

4

換邊，另一隻腳也同樣做 10 次

※ 這個運動也可以預防「O 形腿」

比鎌田式踮腳運動更能強化小腿肚，
讓行走的腳步變輕盈。亦可改善血液循環，消除水腫

真・鎌田式踮腳運動

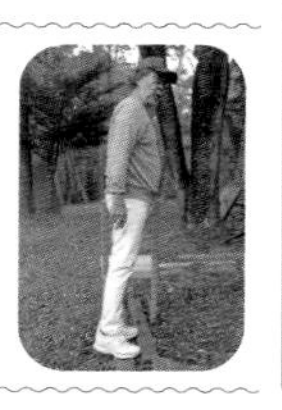

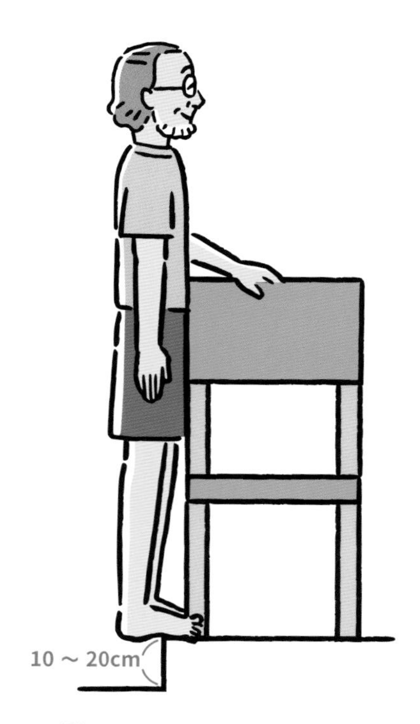

1

站在高低差約 10 ～ 20cm 的階梯處，將體重放在拇趾根部的大拇趾球上，手扶著椅背之類的物品來支撐身體

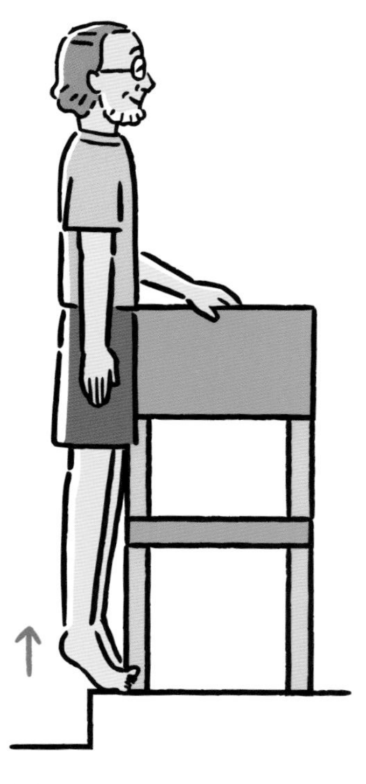

2

維持 1 的姿勢，踮起腳尖

擔心跌倒的人，可以用雙手撐住牆壁

可以利用最下階的樓梯來做

重點

◉為了避免跌倒，手要確實扶好以支撐身體。進行時請務必留意高低差的安全性

◉不要重重放下腳跟

1組 10次 × 1天 2組

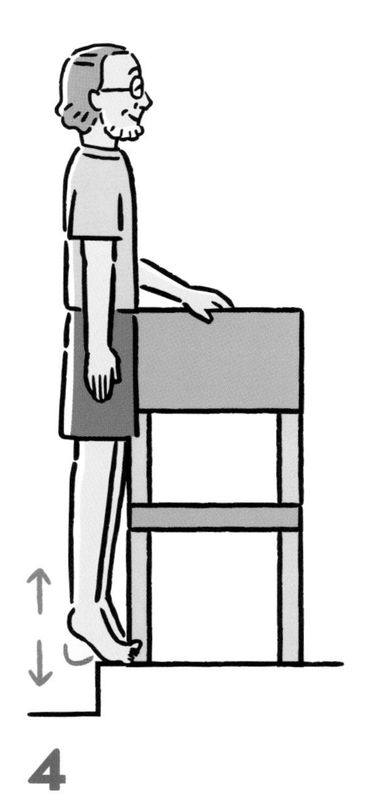

4

重複 **2**～**3** 的動作 10 次

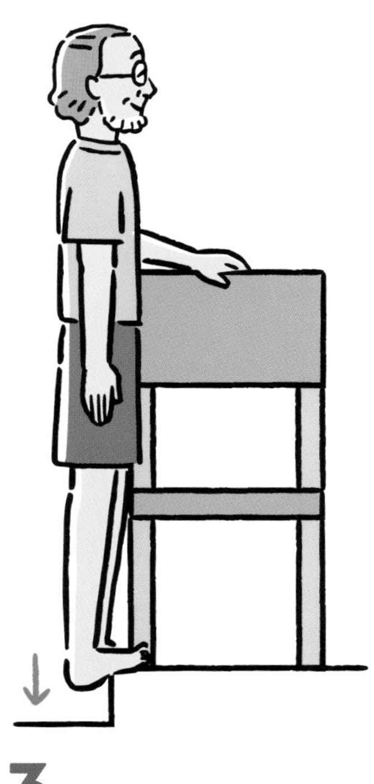

3

從 **2** 的姿勢慢慢放下腳跟

強化容易衰弱的腹肌。扭轉身體可以
特別鍛鍊腹斜肌。亦能強化髂腰肌，預防腰痛

單車式捲腹

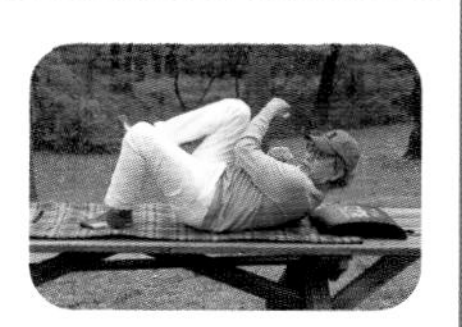

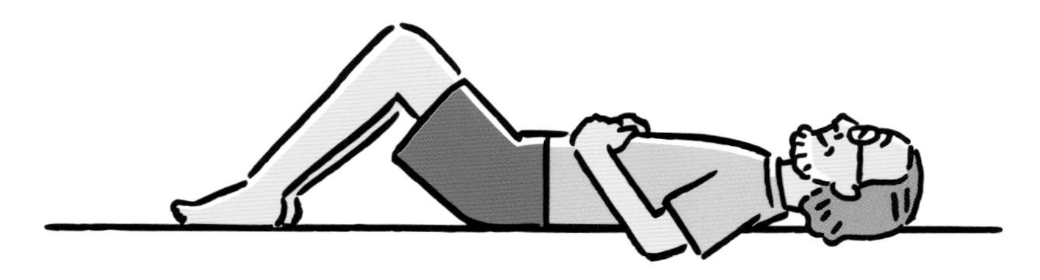

1

仰臥，膝蓋彎曲。手放在腹部，將注意力集中在腹肌上

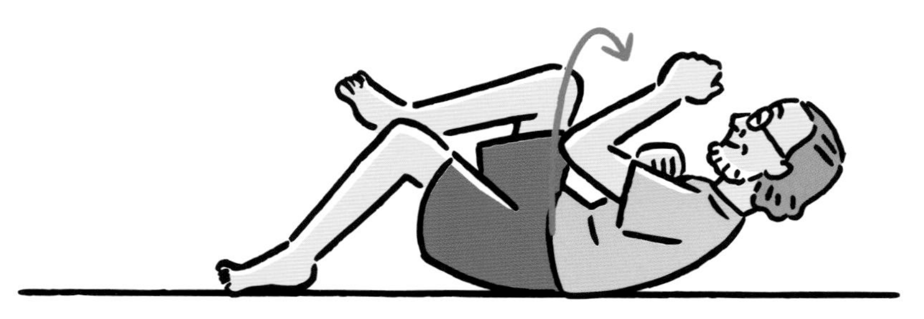

2

背部離地，抬起右腳與左手，身體向右側扭轉（一邊吐氣一邊做）

如果覺得這個動作太難，可以將雙手在胸前交叉來進行

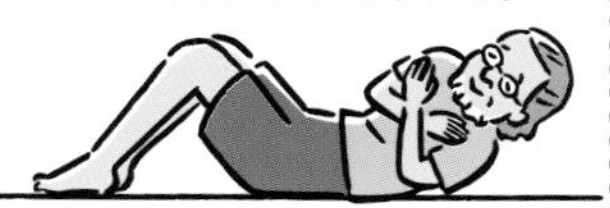

背部離地，身體向左右扭轉

重點

◉扭轉身體時，將注意力放在側腹（腹斜肌）上

◉在力所能及的範圍內進行即可，慢慢地做

1 組
10 次
×
1 天
2 組

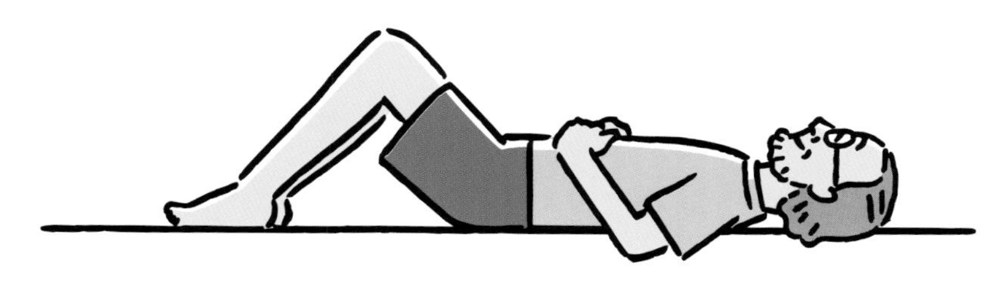

3

一邊吸氣，一邊回到 **1** 的姿勢

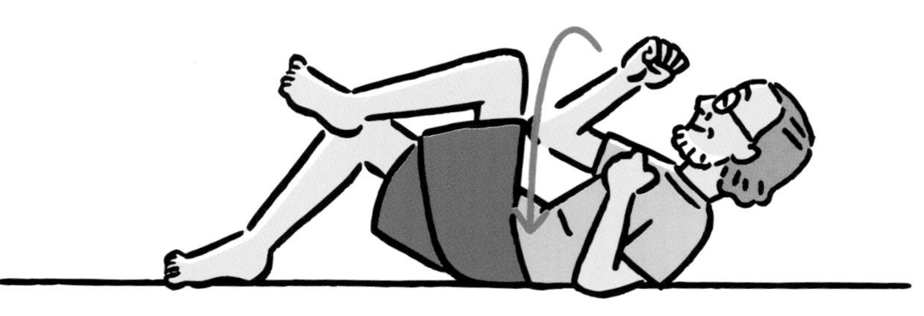

4

背部再度離地，這次換成抬起左腳與右手，身體向左側扭轉。重複 **2** ～ **4** 的動作 10 次

以抬腿強化髂腰肌，上下樓梯好輕鬆。
同時鍛鍊腹肌，消除鮪魚肚

轉體運動

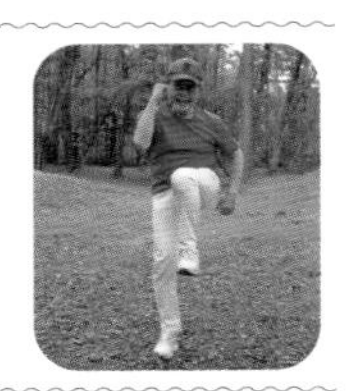

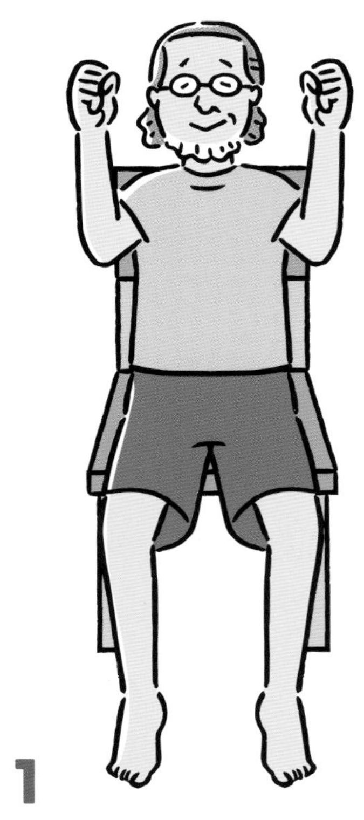

1

淺淺坐在椅子上，背脊挺直。雙手舉至胸前，輕輕握拳

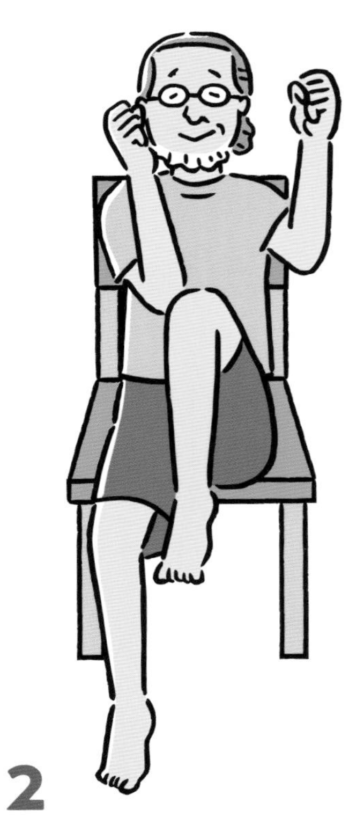

2

抬起左膝，與右手肘相碰

以仰臥姿勢來做，
更能強化腹肌

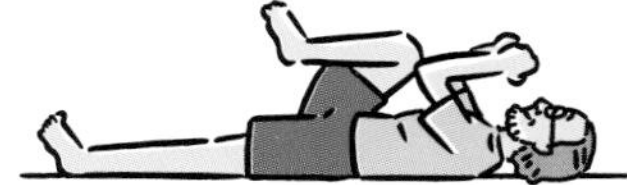

如果目的是強化腹肌，可以用仰臥的姿勢來做這個運動。身體僵硬的人，即使無法讓膝蓋與手肘相碰也不要緊

重點

◉抬腿時要用到腹肌的力量

◉以站姿進行時，小心不要跌倒

1組 10次 × 1天 2組

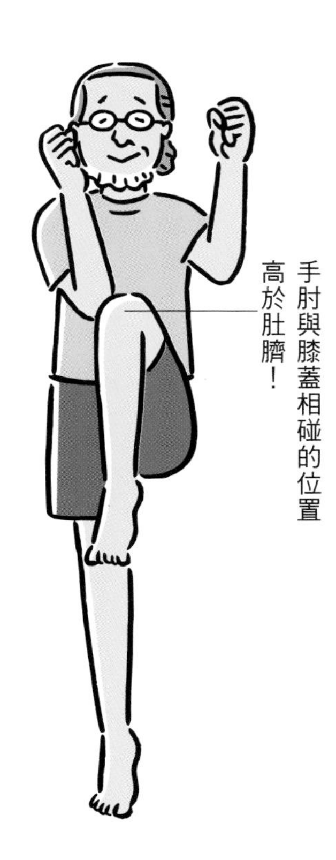

習慣後，可以嘗試站著做做看。讓手肘與膝蓋在高於肚臍的位置相碰

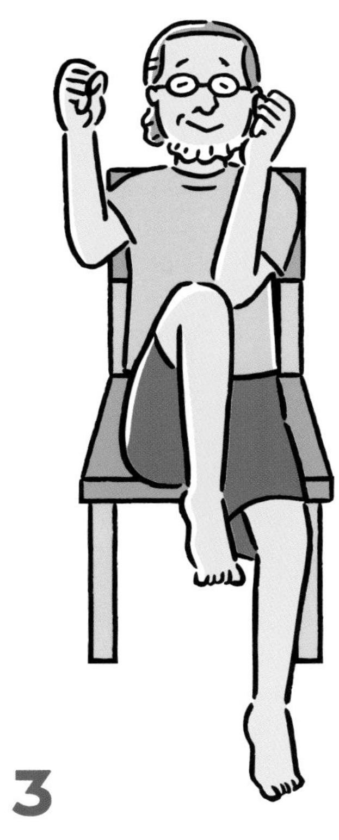

3

接下來換成抬起右膝，與左手肘相碰。交互進行 **2** ～ **3** 的動作 10 次

強化胸部肌肉（胸大肌）讓胸部堅挺、緊實雙臂，
對消除鮪魚肚與肩膀痠痛也很有效。強化握力亦能延年益壽

跪姿伏地挺身

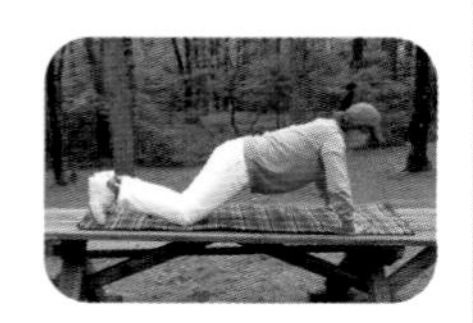

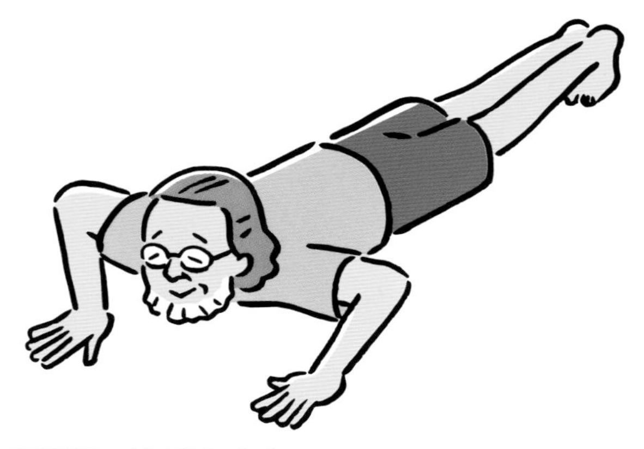

1

俯臥，雙手張開，比肩寬略寬

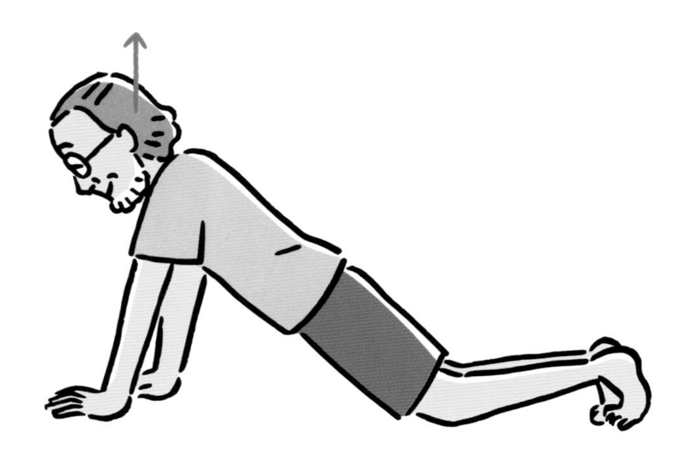

2

手臂用力，從 **1** 的姿勢抬起背部，膝蓋維持著地的狀態，慢慢撐起身體

做不到的人，
就先從伏
牆挺身開
始吧

以手撐牆，
進行挺身運動

重點

◉在能力範圍內，盡可能地慢慢彎曲手臂

◉身體往下壓時，要將注意力放在「肩胛骨往中央靠攏」這件事上

1組 5次 × 1天 2組

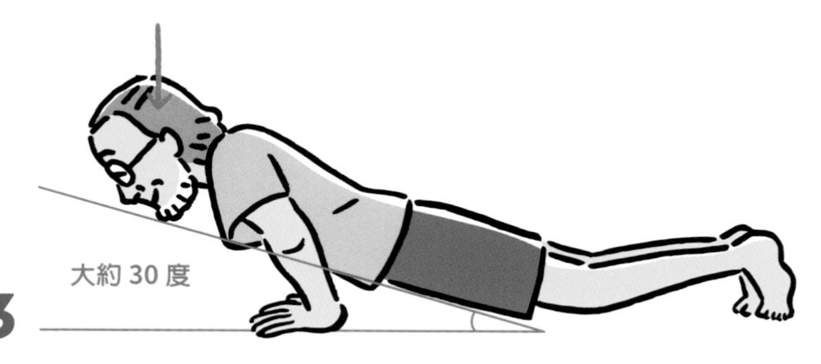

3

從 **2** 的姿勢慢慢將身體往下壓，直到身體與地面約呈 30 度角。重複 **2** ～ **3** 的動作 5 次。如果已經做得很習慣的話，下壓時可以讓身體更加貼近地面

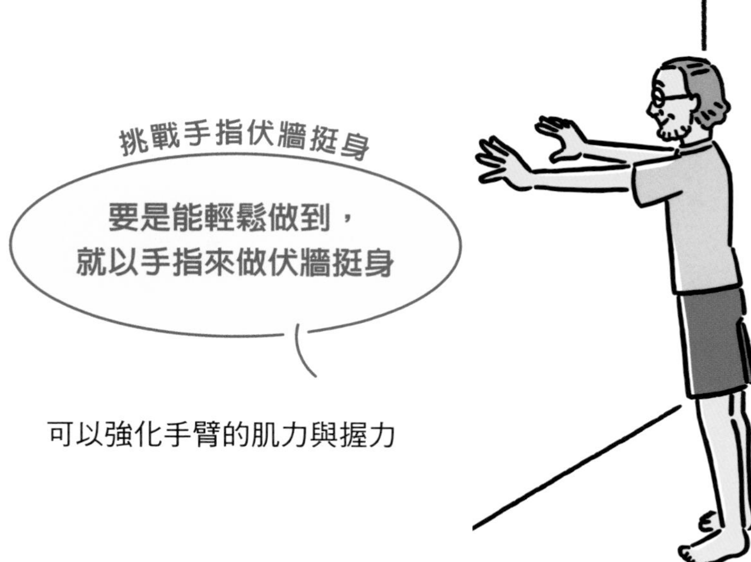

強化下半身的肌肉（髂腰肌、縫匠肌與股直肌）。
同時鍛鍊腹斜肌，讓有便秘問題的人提升排便力

側腹運動

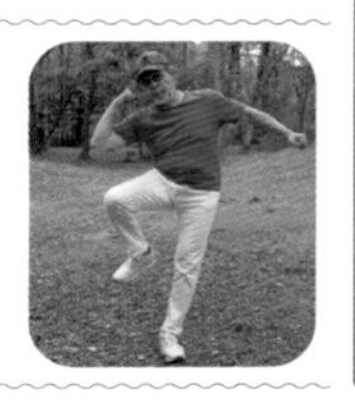

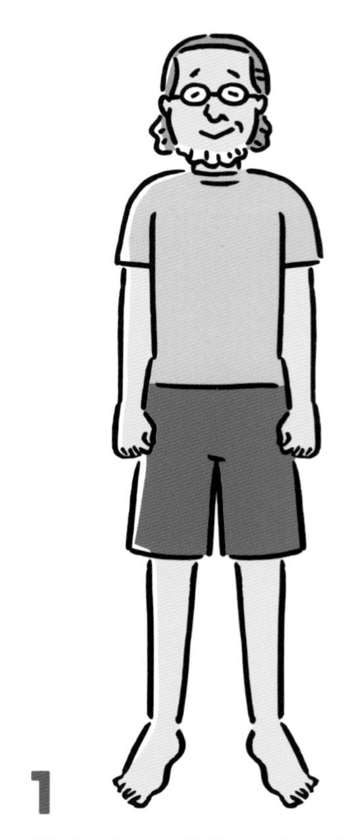

1

雙腳張開，與腰同寬，筆直站立

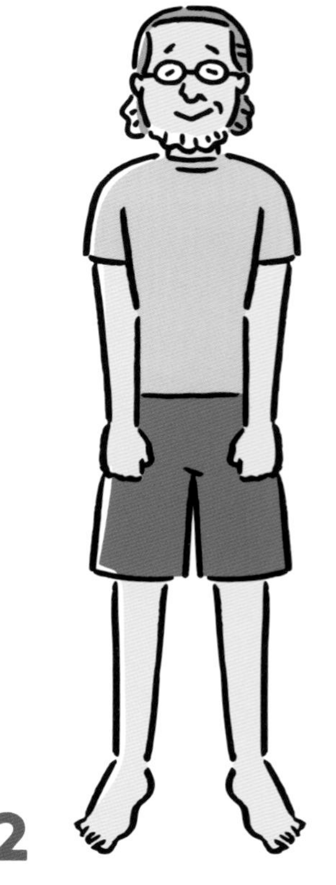

2

雙手握拳，腹部用力

如果難以做到的話，
可以使用椅子輔助

用雙手扶著椅背來穩定身體。雖然這麼做還是能強化髂腰肌，但強化腹肌的效果較差

重點

◉以「像是被往上提起一樣」的感覺抬起腳

◉用「彷彿要收縮上半身所有肌肉」的感覺用力

1組
10次
×
1天
2組

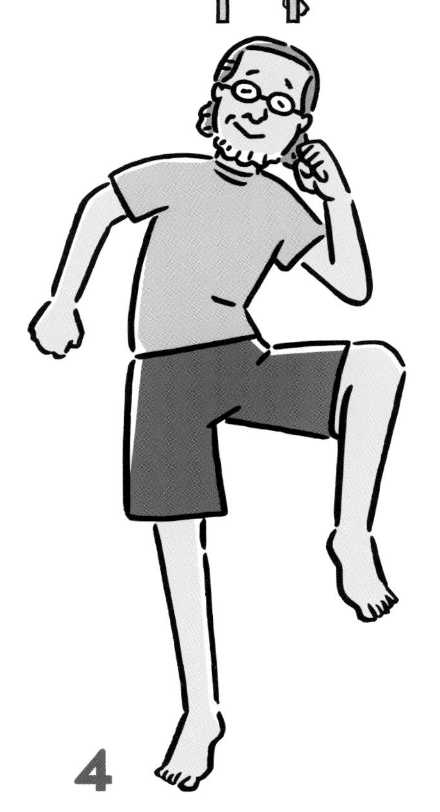

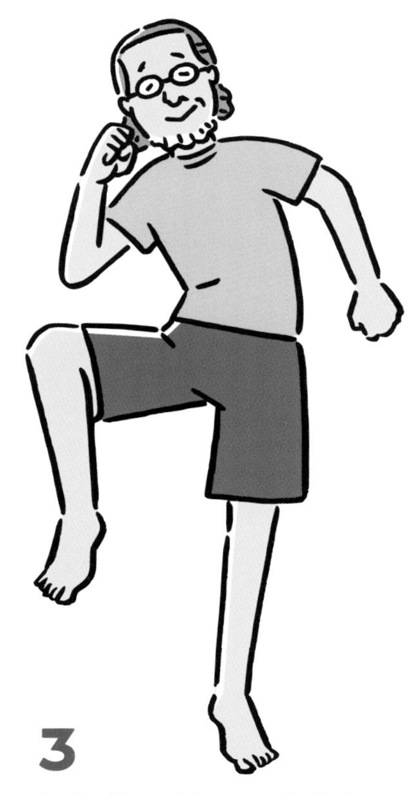

4

同樣地，想像「壓扁腹肌」的感覺，在抬起左腳的同時，彎曲手肘、讓左手往下。重複**3～4**的動作10次

3

想像「壓扁腹肌」的感覺，在抬起右腳的同時，彎曲手肘、讓右手往下

鍛鍊支撐膝蓋的股四頭肌，維持關節機能。
有膝痛問題的人，也能期待防止症狀更加惡化的效果

大腿抬腿伸展運動

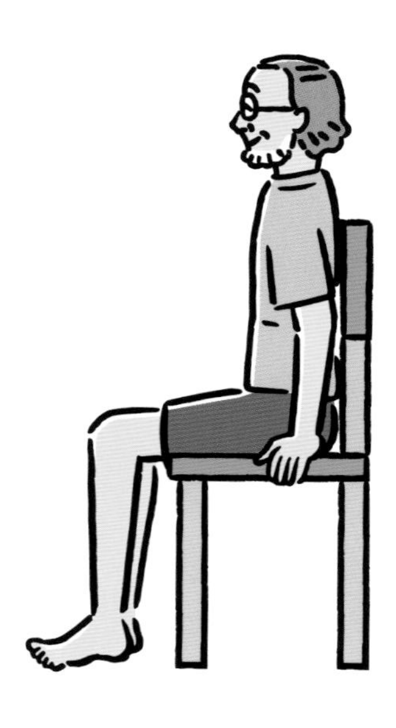

1

坐在椅子上，挺直背脊。也可以讓背部貼著椅背

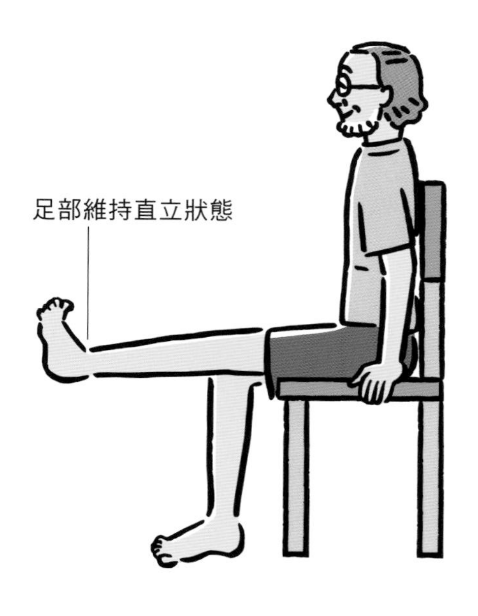

2

抬起一隻腳，水平伸直，足部直立，維持這個姿勢 10 秒。此時可以用手抓住椅面側邊

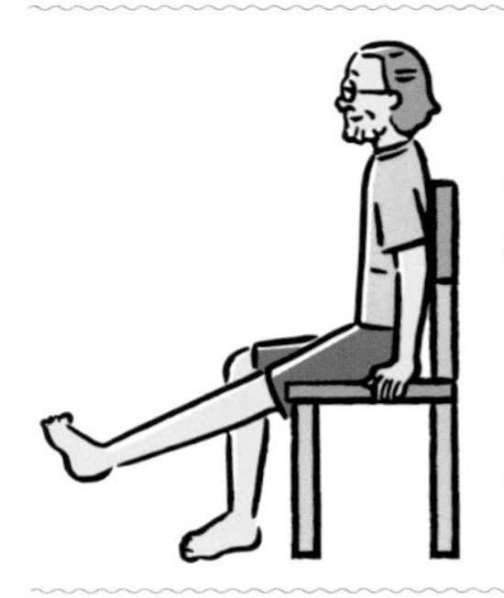

重點

◉膝蓋會痛的人，不用勉強把足部立起

◉無法將腳抬至水平高度的人，請在能力範圍內，盡可能地將腳抬高即可

1組
左右各5次
×
1天
2組

3

回到1的姿勢，重複5次「將腳抬高伸展，維持 10 秒」的動作

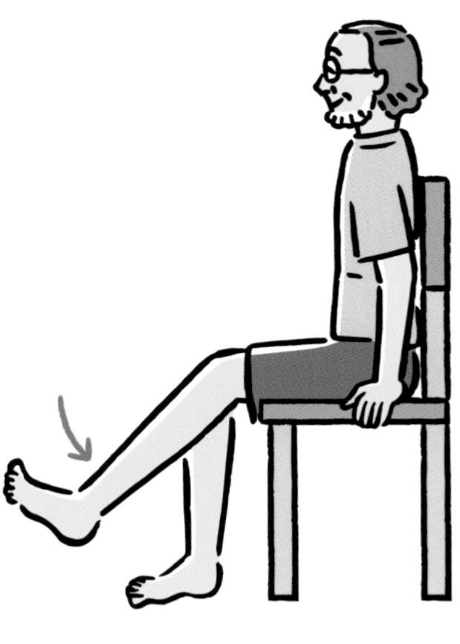

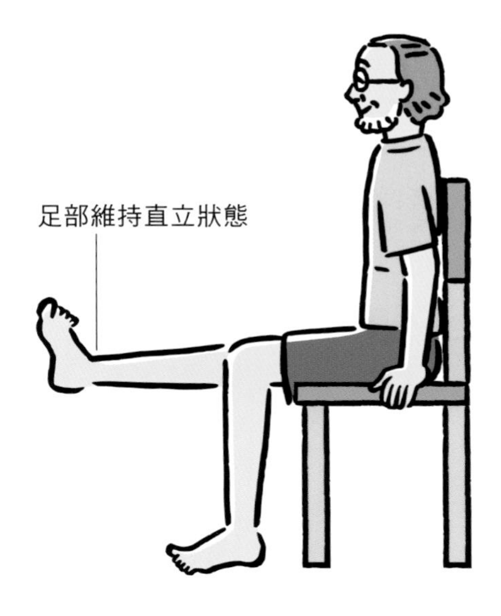

4

另一隻腳也一樣，重複 5 次「將腳抬高伸展，維持 10 秒」的動作。持續做這個運動 2～3 個月，很多人都能改善膝蓋疼痛的問題

強化背肌（豎脊肌），改善姿勢。
即使長時間站立也不易疲倦，同時預防腰痛與駝背

背部伸展

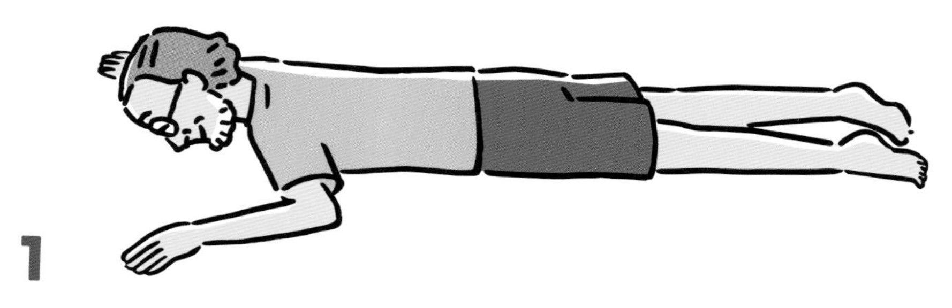

1

俯臥，雙手手肘彎曲，置於頭部的兩側

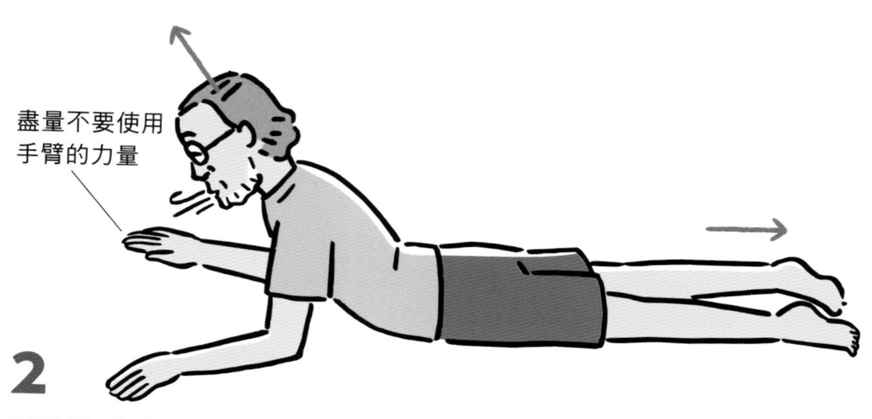

2

手掌與手臂貼地，從 1 數到 4 的同時，邊吐氣邊抬起上半身。下巴收緊，想像頭部與腳尖分別被往反方向拉的感覺。抬起身體時，角度不要過度傾斜。有腰痛問題的人，做的時候要特別小心

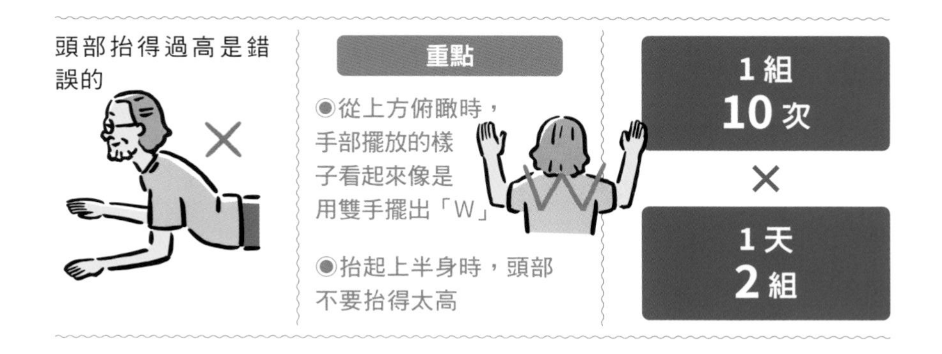

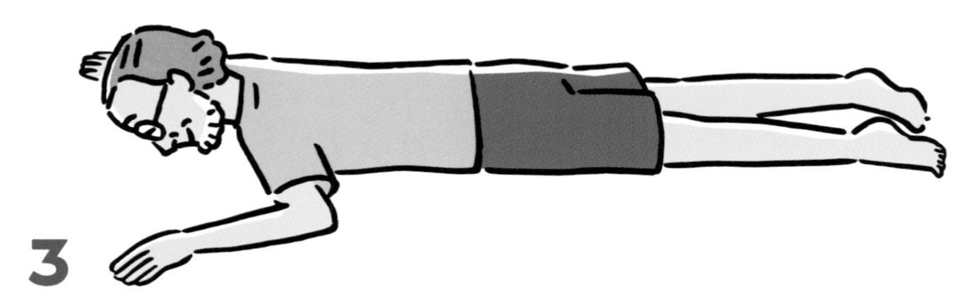

3

一邊從 1 數到 4，一邊回到 **1** 的姿勢。重複 **2**～**3** 的動作 10 次

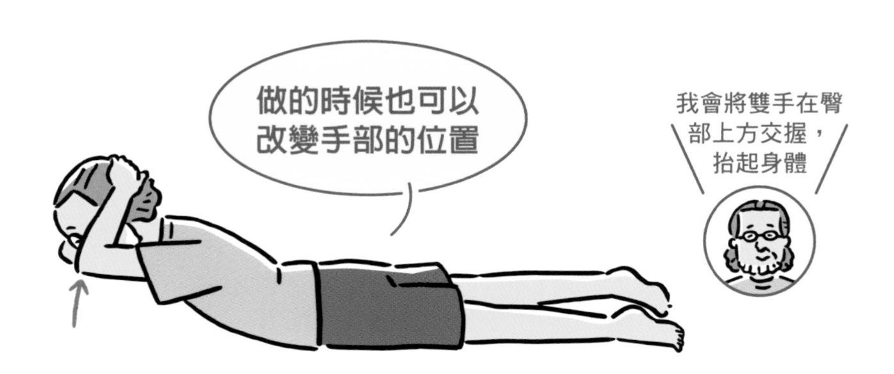

也可以讓雙手在頭部後方交握，抬起身體

以自身腿部的重量來強化髂腰肌。打造即使到了 90 歲仍然能夠輕鬆上下樓梯的下半身。還能預防腰痛

登山者式

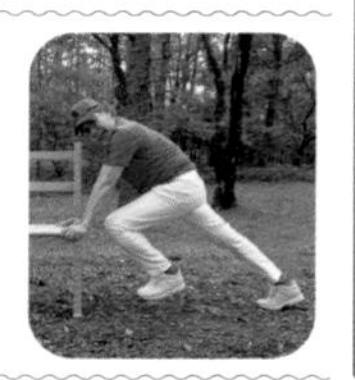

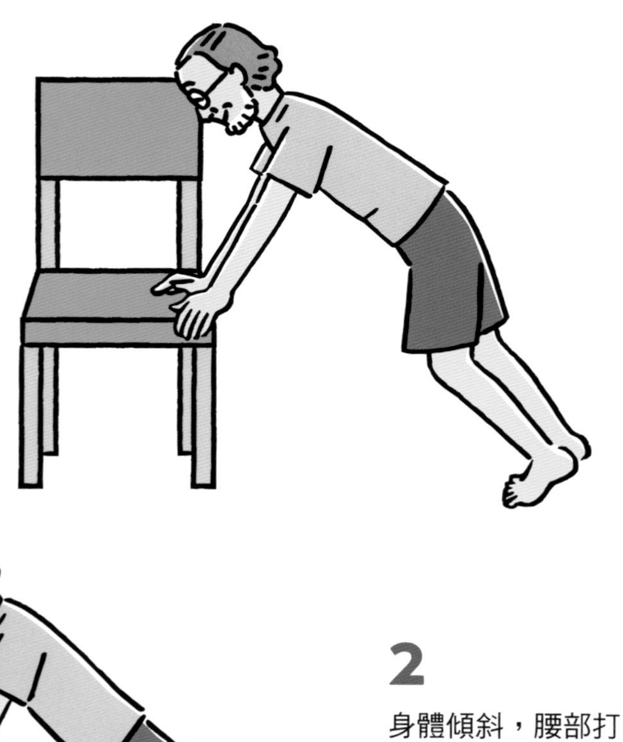

1

準備一張椅子，雙手撐住椅面

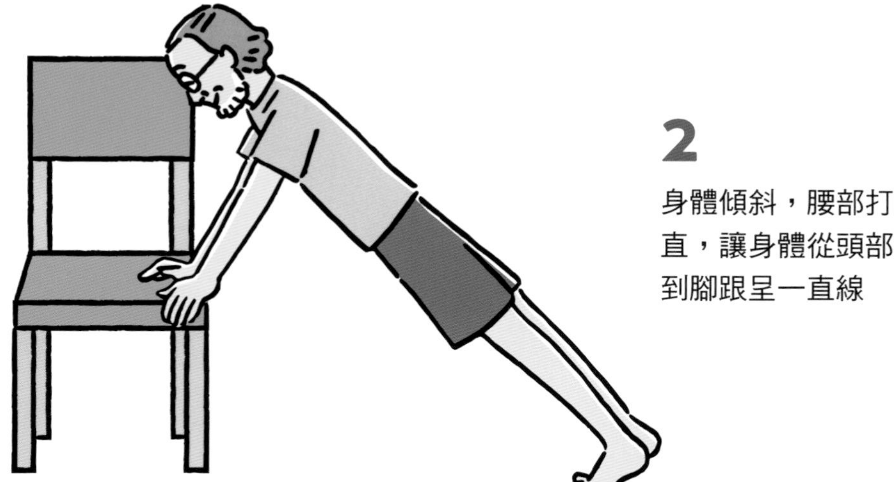

2

身體傾斜，腰部打直，讓身體從頭部到腳跟呈一直線

腰部下凹是錯誤的

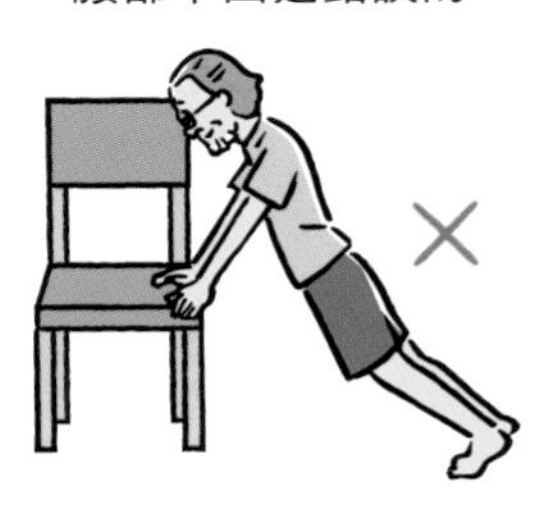

重點

◉腳靠近胸部時，將注意力放在腹肌與背肌上

◉腰部不可下凹或拱起

1 組 10 次

×

1 天 2 組

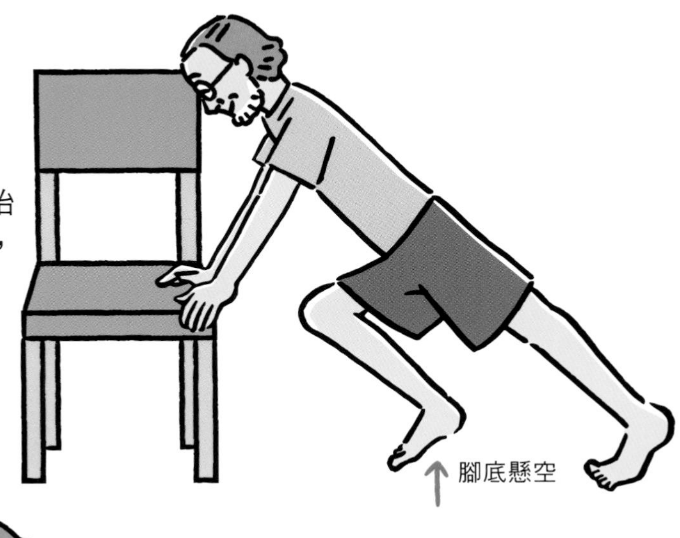

3

維持 **2** 的姿勢，抬起右腳往胸口靠，之後再回到原位

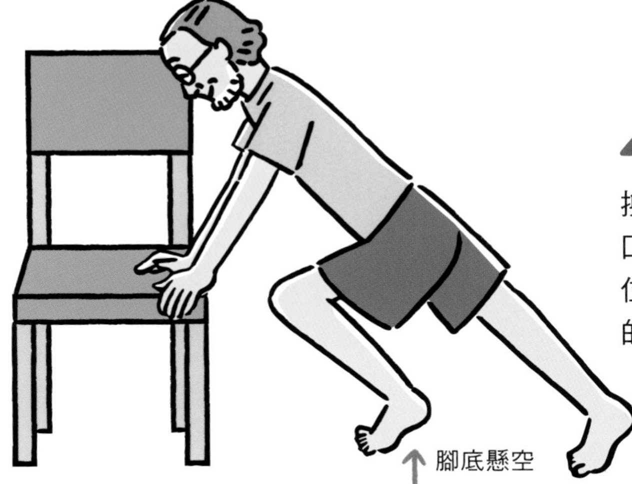

4

換邊，抬起左腳往胸口靠，之後再回到原位。交互進行 **2 ～ 3** 的動作 10 次

健康塾的懶人體操講座也非常受歡迎

隨著年齡增長，很多人會因為肌少症所造成的肌力減退、或是關節或骨骼的疾病而無法自由活動，這就是運動障礙症候群。這個症狀一旦重症化，抵抗力和體力都會減退，進入衰弱狀態，之後發展為「需要他人照護」的狀態。如果罹患運動障礙症候群，需要他人照護的風險會變為3．6倍；要是罹患衰弱症，更會大幅攀升至4．6倍。

在前述的宣言（第18頁）中提到，衰弱症與運動障礙症候群大多會在不知不覺中發生，因此，宣言強調，盡早在各個年齡層中採取應對措施是很重要的。只要能對症下藥，就能夠及早預防及改善。

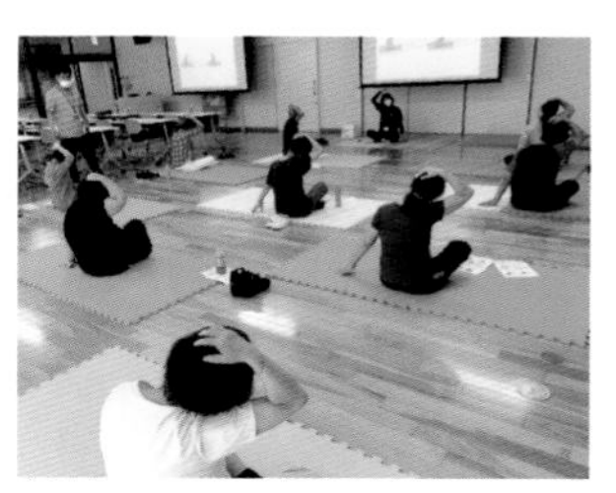

在鎌田塾進行「肌活」時的情景

為了實踐宣言的內容，我開始著手進行的，就是在前面提過的鎌田塾內舉辦「懶人體操講座」。本書中所介紹的究極健康長壽「肌活」運動19項目中，大約有7成也是溝上藥局的運動指導士們實際指導學員進行的運動菜單。接下來就與各位分享以講座的參加者（63～92歲）為對象所進行的問卷調查中的學員感想。

「感覺到活動身體的重要」、「如果每天持續做的話，好像能有好的成果」、「因為

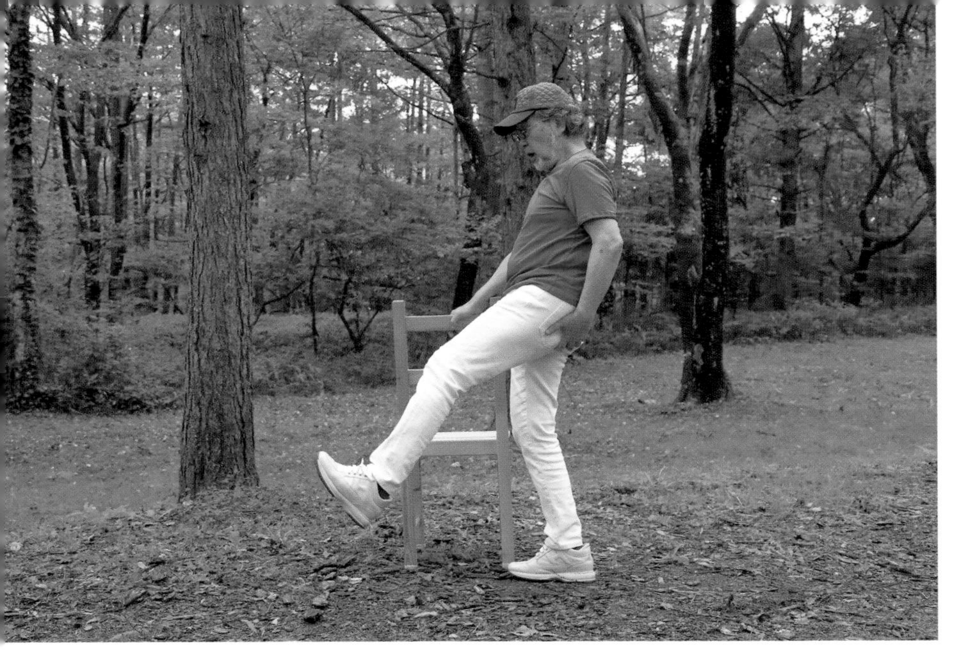

即使是膝蓋疼痛的人也可以做的「膝痛運動」（做法請看第 46 頁）

能在短時間內做完，所以我打算常常做」、「回家之後會想繼續做今天學到的內容」、「簡單易懂，讓人很想做做看」、「名字取得很好。因為是懶人體操，所以可以輕輕鬆鬆開始做」等，這些感想讓人印象特別深刻。

最後，我想提一下針對膝蓋痛的運動。即使是因為膝痛問題而被診斷出「退化性膝關節炎」的人，只要不是重度，我都建議要運動。

已經有疼痛問題的人，雖然以「接受醫師診療後再進行」為前提，但在不會感到疼痛的範圍內活動身體，對預防運動障礙症候群來說，也是很重要的。從第46頁起，將會介紹2項即使是有膝蓋疼痛問題的人也能做的「肌活」。膝蓋會痛的人，就從這些運動開始做起吧。

只要在不會感到疼痛的範圍內活動腿部，
即使有膝痛問題也能預防肌力減退。
同時強化大腿與臀部肌肉，還有提臀效果

膝痛運動

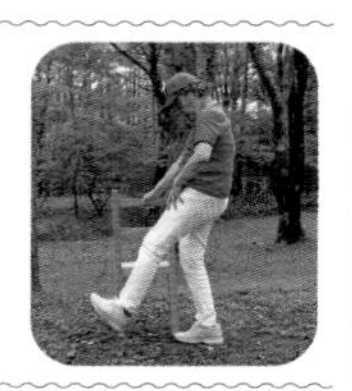

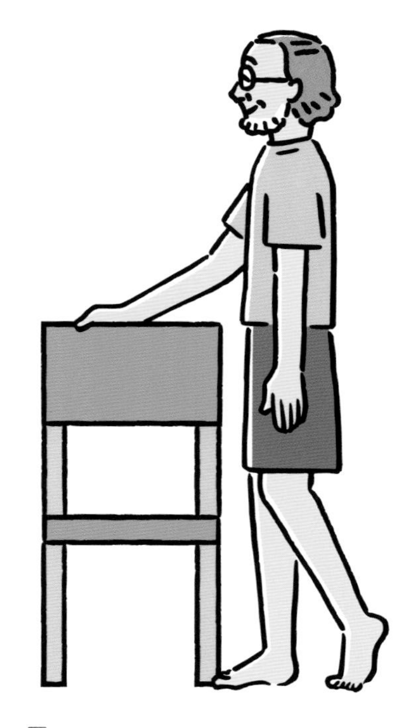

1

用手扶著椅背站立，其中一隻腳稍微往後。腳可以不用伸直

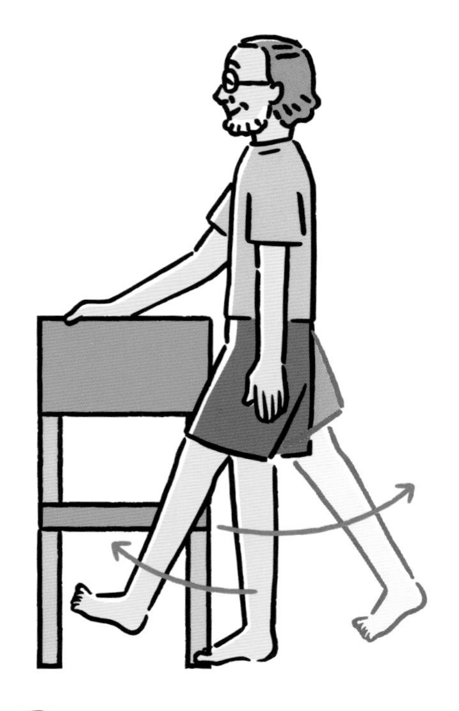

2

往後的那隻腳從 **1** 的姿勢往前方移動後，再往後方踢

也可以用手扶著牆壁進行

重點

◉在膝蓋不會感到疼痛的範圍內進行

◉也可以扶著牆壁來做

1 組
左右各 **10** 次
×
1 天
2 組

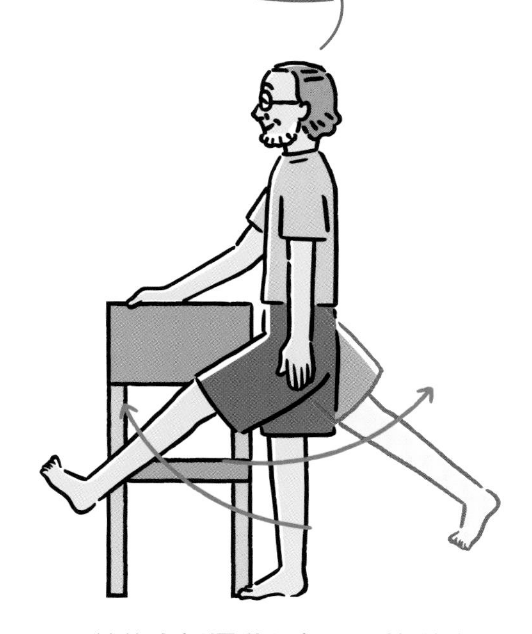

前後大幅擺動腿部，更能增強肌力

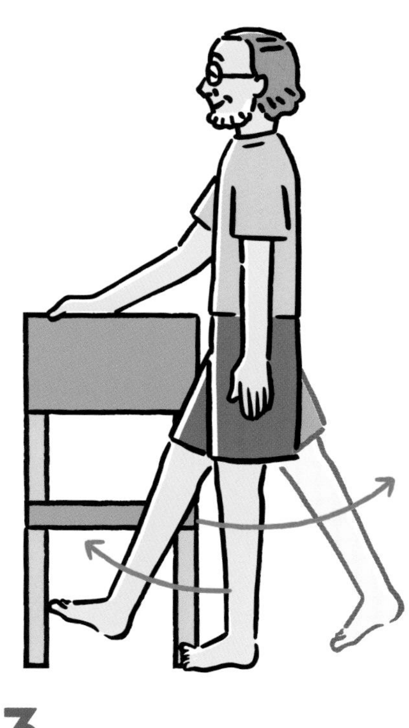

3

換腳再做一次。左右各做 10 次

即使有膝痛問題的人，也能輕鬆強化下肢整體的肌肉。
變得不容易跌倒，也能預防骨折

腳踝伸展運動

1

淺淺地坐在椅子上，背脊伸直，右腳稍微離地，讓腳踝往自己的方向彎曲 2 次

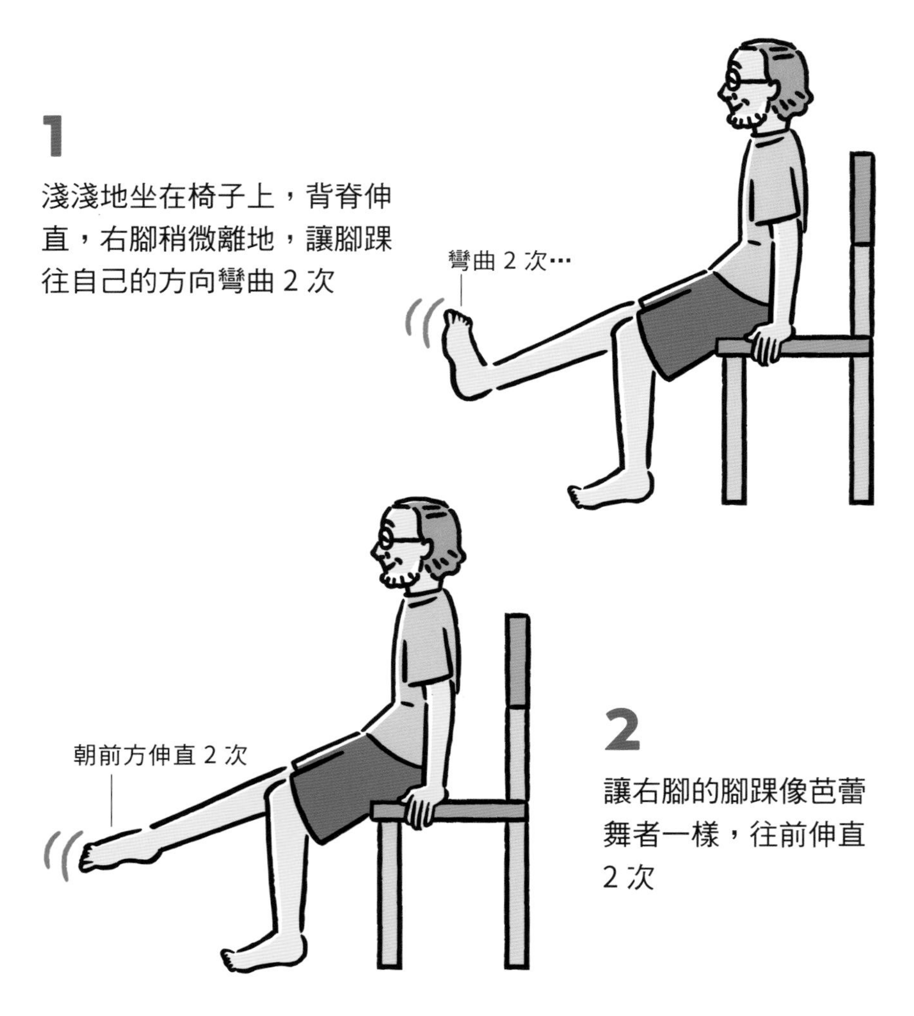

2

讓右腳的腳踝像芭蕾舞者一樣，往前伸直 2 次

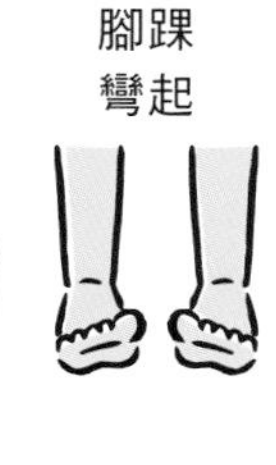

重點

◉坐在椅子上時，腳張開與腰同寬

◉腳踝要確實彎曲、伸直

1組
左右交互5次
×
1天
2組

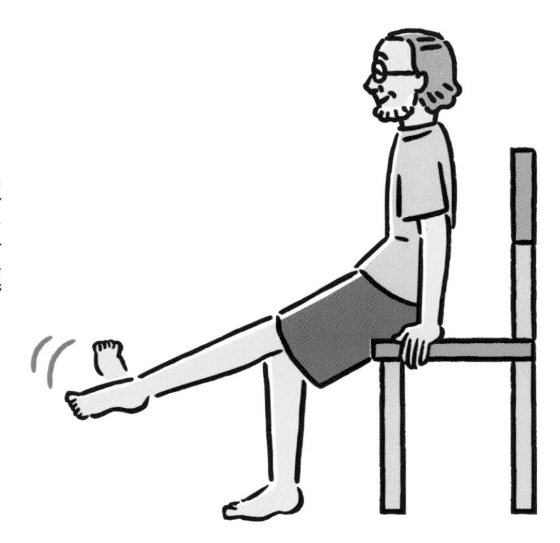

3

換腳。左腳腳踝彎曲2次、像芭蕾舞者一樣伸直2次。右腳與左腳交互進行各5次，此為1組

可以同時強化大小腿
前後側與大腿的肌
肉，也能強化腹肌，
是很棒的運動

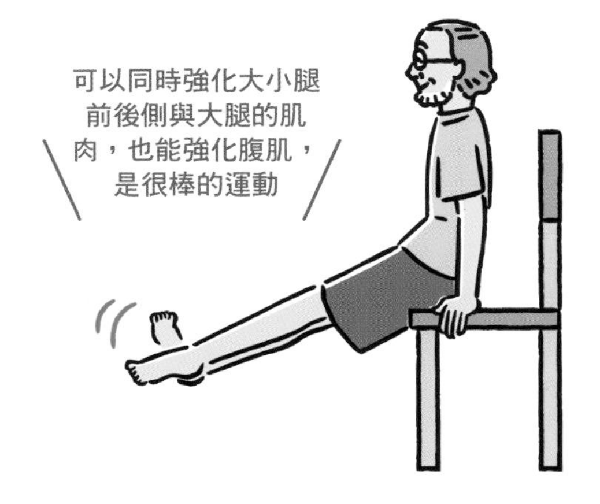

習慣後，用雙腳一起做。腳踝彎曲2次、伸直2次。重複10次為1組

只靠運動無法強化下半身 確實攝取蛋白質來增加肌肉量

如果不攝取蛋白質，肌肉就不會增加

光是靠運動，並沒有辦法增加肌肉量。因此，「攝取作為肌肉原料的蛋白質」這件事，就變得極為重要。

除了肌肉之外，蛋白質也是骨骼和血管壁等部位的原料，是構成人體的重要營養素。一旦缺乏，就會引發腦中風。比起好發於歐美人、因膽固醇而造成大血管阻塞的類型，在日本，大多數的腦中風都是因為蛋白質不足，導致血管壁變得脆弱或是較細的血管破裂或堵塞而引發的。

波士頓大學醫療中心的研究中提到，1天平均攝取100g蛋白質的人，罹患高血壓的風險比攝取量少的人少了40%，這是因為蛋白質不足會使血管變得脆弱，進而引發高血壓的緣故。

每天攝取60g以上的蛋白質

關於蛋白質的估計平均需要量，成年男性為50g、成年女性則為40g。一旦邁入高齡，因為肌肉老化的速度會比年輕人更快，因此，就算只是想維持現有的肌肉量，每天也必須攝取60g以上的蛋白質。

然而，日本人平日所吃的和食，菜色內容很容易會有碳水化合物過多、蛋白質不足的問題。並且隨著年齡增長，還有減少吃魚或吃肉次數的傾向，所以讓蛋白質不足的問題更加嚴重。目前在日本的高齡者中，每天攝取60g以上蛋白質的人，應該只佔了極少數吧。

想要跨越90歲之牆，攝取量最低一定不能少於72g。最理想的狀態，最好是每1公斤體重攝取1．2g～1．5g的蛋白質。以體重60公斤的人來說，計算之後，每天需要攝取72g～90g的蛋白質。

蛋白質一旦不足，即使有在運動，肌肉仍會逐漸流失，之後發展為衰弱症。若因此而讓行動範圍縮小、活動量降低，長期臥床或失智症的風險也會隨之提高。

蛋白質要從各種食品中少量多次攝取

講到蛋白質，很容易會聯想到肉類。當然，牛肉或豬肉、雞肉等肉類，100g就能攝取大約20g的蛋白質，不過就算吃了200g的牛排，能攝取到的蛋白質，也只有40g左右。因此，從各種食品中少量多次地攝取蛋白質，就變得很重要。雖然會依照魚種不同而有所差異，但100g的魚類大約有20g、1顆蛋大約有6g，而1盒納豆則含有大約8g的蛋白質。

獨居的人，因為飲食容易偏食的關係，應該有很多人都沒有攝取足夠的蛋白質吧。最近，連泡麵也推出了含有高蛋白質的商品，在包裝上會標示「高蛋白」，各位在購物時不妨特別留意一下。此外，也建議食用年輕人常吃的果凍狀蛋白質補充品，我認為高齡者更該利用這種商品來補充蛋白質。其他還有加入蛋白質的牛奶或蛋白質含量較多的優格等商品。只靠三餐無法攝取到必要攝取量的人，要不要考慮利用這些產品來補足呢？

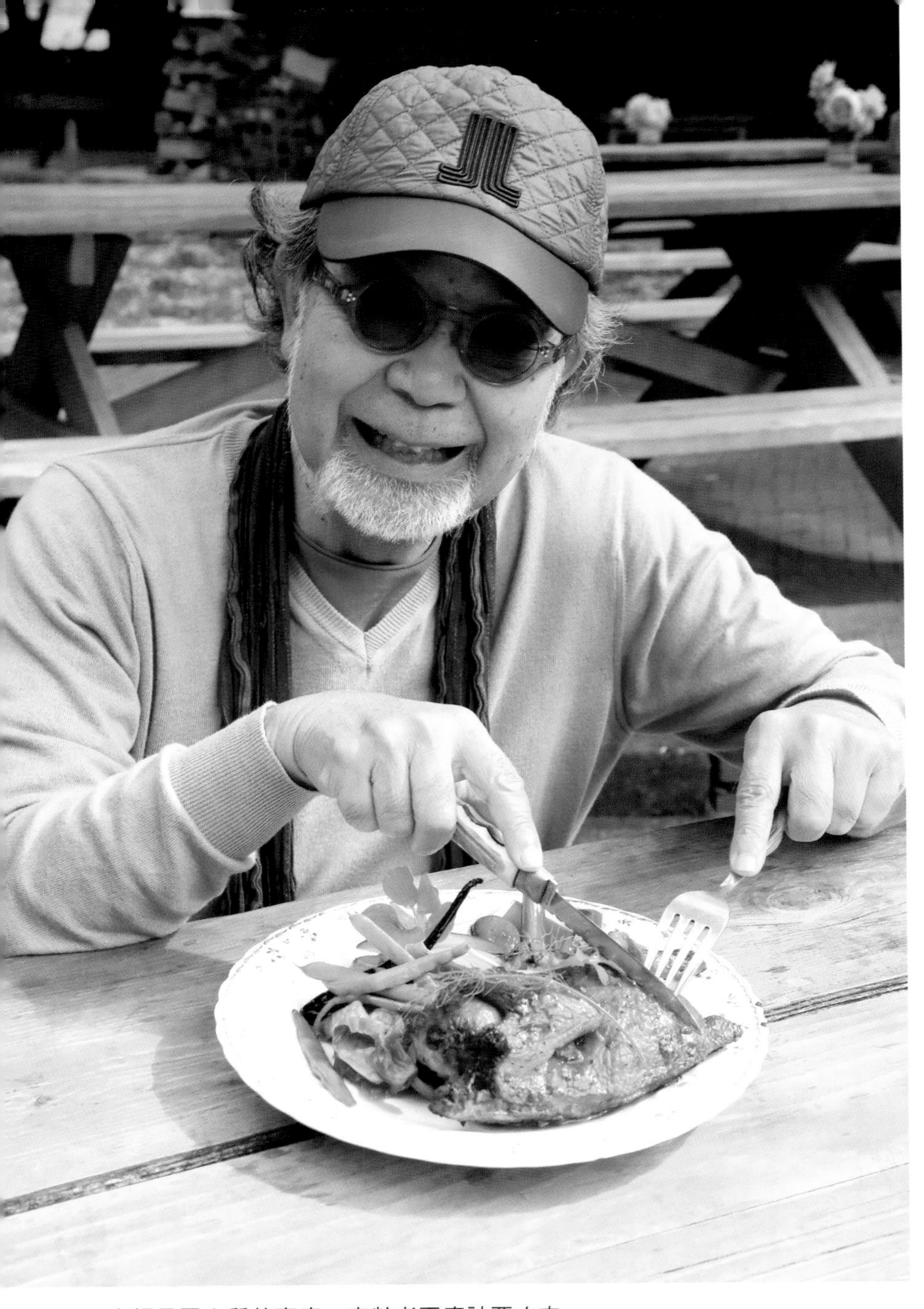

肉類是蛋白質的寶庫，高齡者更應該要吃肉

強化骨骼，讓「肌活」效果更能提升
透過飲食和運動的「骨活」
打造即使跌倒也不會骨折的骨骼

只要骨骼強健，即使跌倒也不會骨折

我在長野縣的農村地區長期從事醫療活動。在那裡，我注意到一個與骨骼有關的重大問題，那就是時常看到背部或腰部彎曲的高齡者。其中大多數為「脊柱後凸」（駝背）的脊椎變形。脊柱後凸的原因為骨質疏鬆症，如果症狀持續發展，會讓脊椎發生壓迫性骨折，或者使骨骼間具有緩衝作用的椎間盤磨損，讓脊椎持續變形。骨質疏鬆症一旦繼續惡化，因為跌倒而導致大腿骨骨折、就此臥床不起的高齡者也所在多有。

只要預防骨質疏鬆症，即使跌倒也不易骨折，因此便能夠避免演變成「需要他人照護」的狀態。像這樣打造強健骨骼的活動，就是「骨活」。

以踮腳運動來強化骨骼

預防骨質疏鬆症的好處，不單只有預防骨折，另一個好處，是只要守住骨骼的健康，同時也能守住全身的健康。由骨骼所分泌的骨鈣素，這種荷爾蒙可以降低血糖值，具有預防代謝症候群的效果。此外，只要骨骼強健，骨鈣素就會更活躍，所以對預防、改善糖尿病或高血壓等生活習慣病也有幫助。

在「骨活」中，我最想向各位推薦的，是第56頁的「『骨活』踮腳運動」。講到預防骨質疏鬆症，我想大概所有人都會認為「鈣質很重要」，但如果不運動，骨骼是無法變得強健的。踮腳運動在讓腳跟輕快落地時，會刺激生成骨骼的造骨細胞，強化骨骼。

健走也是可以進行「骨活」的運動，雖然希望各位能積極進行前面提過的快慢走（第18頁）等運動，但是長野縣等會降雪的地方，冬季在戶外運動會有跌倒的危險。遇到天候惡劣的日子時，比起勉強出門健走，我建議各位在室內進行「『骨活』踮腳運動」或跳躍，以及本書所介紹的「肌活」運動會比較好。

刺激造骨細胞，打造即使跌倒也不會骨折的強健骨骼。同時強化小腿肚並讓微血管回春

「骨活」踮腳運動

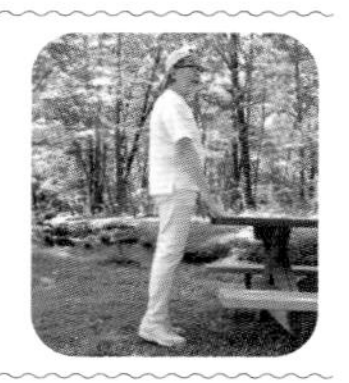

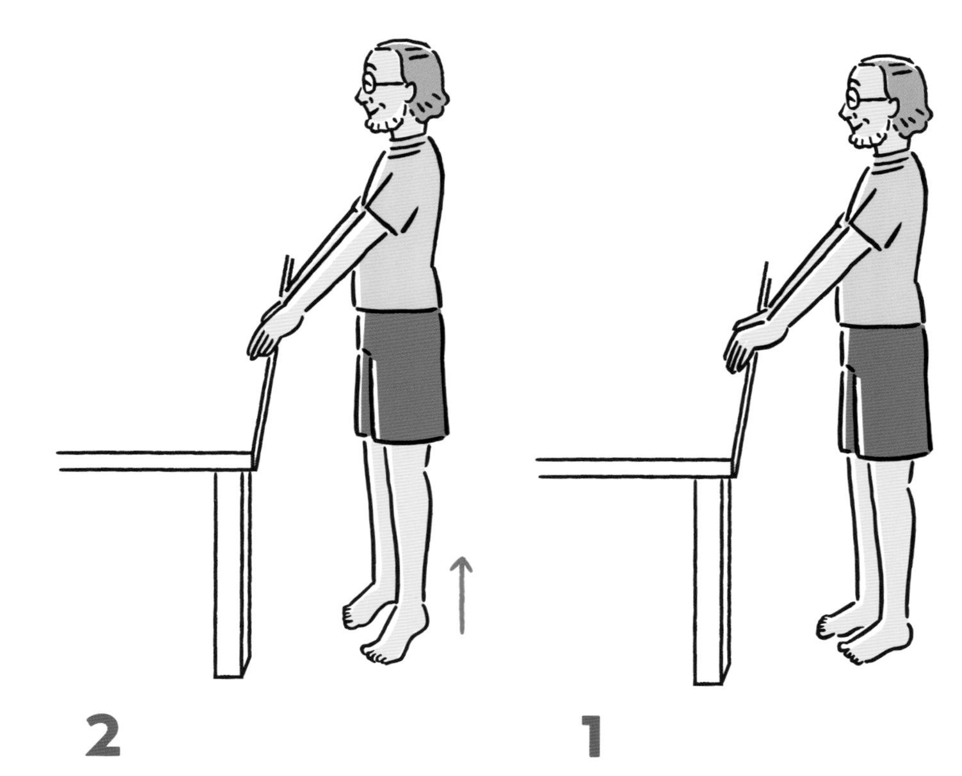

1

雙腳打開與腰同寬站立，手扶著牆壁或桌面

2

將腳跟往上提，以腳尖站立

做的時候也可以
用手扶著牆壁

重點

◉腳跟要盡可能抬高

◉腳跟落地時的動作要輕快流暢

1組
10次
×
1天
3組

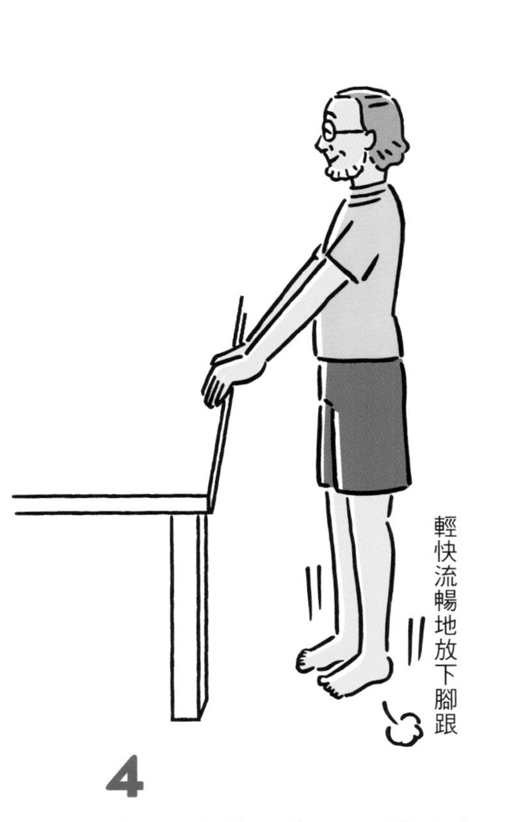

4

讓腳跟輕快地落地。重複這個動作 10 次

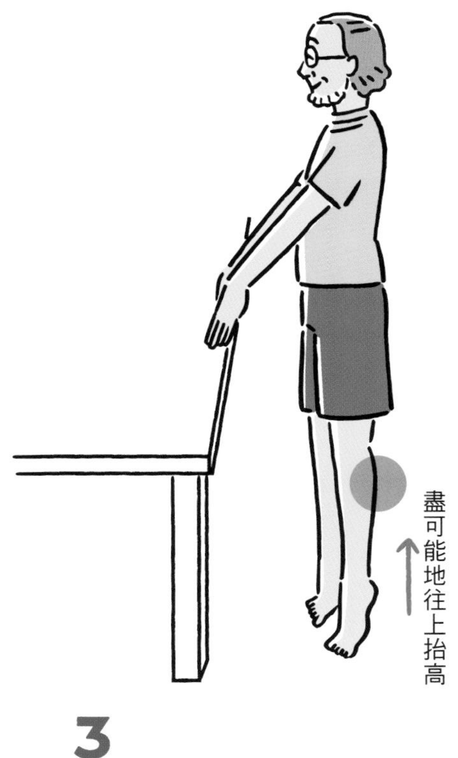

3

腳跟再往上抬，背脊挺直。此時要將注意力放在小腿肚的肌肉上

蛋白質是對「骨活」也很有效果的營養素

要進行「骨活」，另一個重點在於攝取「骨活食品」。我想各位應該知道，牛奶或優格、小魚、小松菜等食物中所含的鈣質對骨骼有益。以我個人來說，我在早上一定會喝牛奶。牛奶不僅含有豐富的鈣質與蛋白質，在吃早餐前喝牛奶，還能讓血糖比較不容易上升，所以也能預防糖尿病。除此之外，蛋白質不足也是骨質疏鬆症的原因。蛋白質不僅對肌肉有幫助，也是一種對骨骼很有好處的營養素。

不單只有作為骨骼原料的鈣質重要，可以促進鈣質吸收的維生素D，同樣也是重要的營養素。鮭魚、秋刀魚和沙丁魚等魚類，以及菇類、蛋等食物都富含維生素D。此外，只要照射到陽光，人體也能在體內合成維生素D，所以不妨偶爾花個30分鐘左右，讓雙手跟臉部沐浴在陽光之下吧。

納豆或青花菜所富含的維生素K，也是一種不可忽視的骨活食品。維生素K可以讓前面提過的骨鈣素活性化，並且具有促進鈣質往骨骼沉積、預防鈣質流向他處的作用。

第 2 章

腸活

讓身為免疫關鍵的腸道
活性化
打造能對抗
癌症及感染症的身體

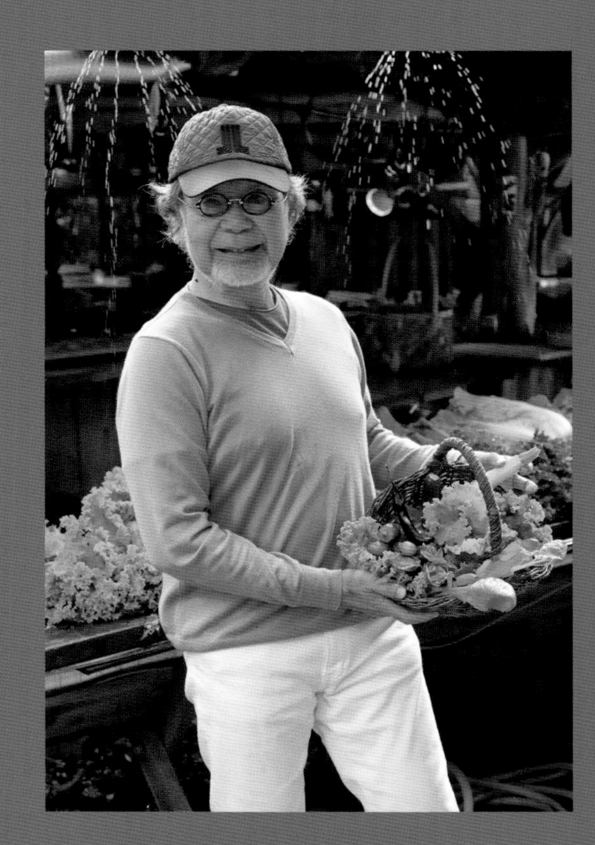

有健康的腸道就能提升免疫力
了解「腸腦軸」，連帶趕跑憂鬱的心情

腸道會對大腦產生巨大的影響

所謂「腸活」，指的是對腸道有益的活動。其實腸道與大腦有著很深的關係。大腦有大約150億個神經細胞用來傳遞資訊，而腸道中也有大約1億個神經細胞。這些腸道中的神經細胞建構了獨自的網路，經由自律神經對大腦產生影響。

因此，當我們感受到壓力或不安、或者處於極度緊張的狀態時，腸胃就會出狀況，導致拉肚子或是便秘。相反的，要是排便不順，心情有時也會莫名地變差，這種大腦與腸道間的關聯就稱為「腸腦軸」。

除此之外，腸道的功能不僅只有消化、吸收和排泄，在免疫系統中扮演核心角色，保護身體免受病毒或病原菌、癌症等疾病侵害的，也是腸道。

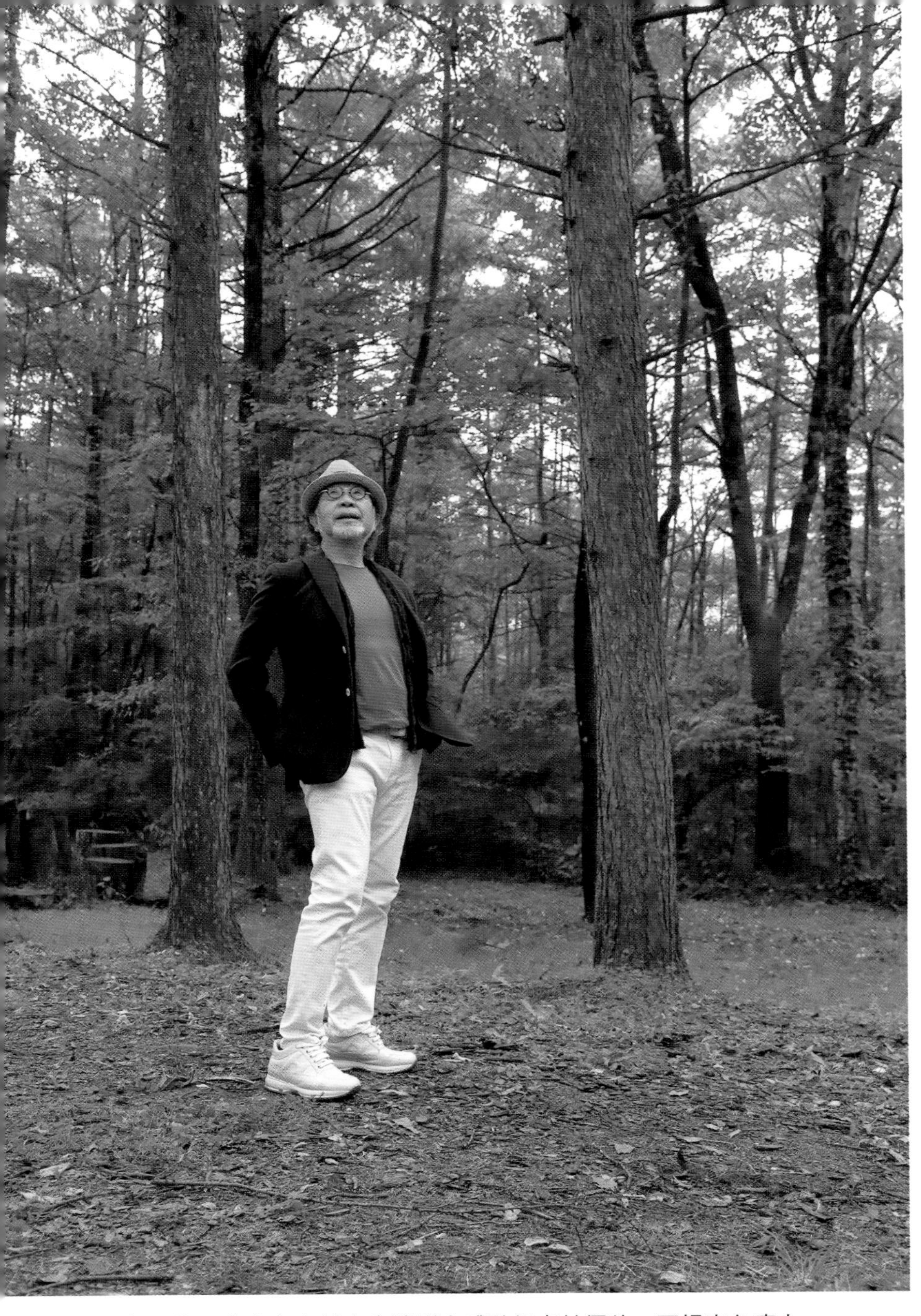

一般認為，身處在自然中會讓副交感神經處於優位，可提高免疫力

腸內環境會左右免疫力

自律神經具有影響免疫的功能。這是一種不受個人意志支配、24小時全天候控制內臟活動和體溫等身體機能的神經，交感神經與副交感神經會一邊取得平衡，一邊工作。

處於緊張狀態時，交感神經會處於優位，名為顆粒球的免疫細胞會增加。顆粒球在與細菌戰鬥時會產生一種叫活性氧的物質，這種物質具有毒性，如果數量過多，罹癌的風險就會上升。

另一方面，當人處在放鬆狀態時，副交感神經會處於優位，與癌細胞或病毒戰鬥的淋巴球這種免疫細胞就會增加。此外，能破壞癌細胞的自然殺手細胞也會活性化。

能夠保持自律神經平衡的，就是腸道。一旦拉肚子或便秘，讓腸內環境惡化，就會擾亂自律神經的平衡，容易讓交感神經處於優位。

相反的，只要腸內環境變好，就能消除壓力，改善自律神經的平衡，讓副交感神經比較能順暢運作。

好菌增加，壞菌就會減少

腸道內存在著腸內細菌，數量大約有100兆～1000兆，種類約有1000種，重量則在1～2公斤左右。

腸內細菌大致可分為好菌、壞菌及中性菌3種，它們會各自聚集同類，形成腸內花園（腸道菌群）。

好菌可以提高免疫力、分解致癌物質、產生對人體有益的物質，讓代謝變好。

另一方面，壞菌雖然是人體必要的菌種，但數量一旦過多，就會使腸道腐敗，產生致癌物質。

中性菌是一種會見風轉舵的菌，當好菌占上風時，就會向好菌靠攏，如果壞菌占優勢，則會轉向壞菌。

好菌一旦成為優勢的腸道菌群，中性菌就會成為好菌的夥伴，抑制壞菌增加，腸內環境會因此而變好。理想的腸內細菌比例，是好菌2、壞菌1、中性菌7。

早上1杯水，可以刺激腸道，調整自律神經

副交感神經在睡眠中會處於優位，起床不久後，就會改由交感神經取得優位。交感神經一旦取得優位，腸道的活動就會變差，無法順利排便。如果在早上無法順利排便，心裡也會覺得不舒服吧？因此，在切換為交感神經前促使身體排便，是很重要的。

要想促進排便，方法就是在起床後盡快喝1杯200ml左右的水。喝水會誘發胃結腸反射，產生便意。無法在早上喝冷水的人，也可以喝滾過一次的溫水。

藉由排便，可以調整自律神經，再讓於白天活躍的交感神經處於優位。

此外，要調整自律神經，吃早餐也是很重要的。雖然有人會因為忙碌而跳過早餐，但為了進行「腸活」，請各位一定要吃早餐。食物進入腸道後，可以讓「由副交感神經占優位的腸道」切換為「由交感神經占優位的腸道」，這樣應該就能愉快地度過一整天。

自律神經的節奏會依時間帶而改變。在白天的活動期，處於優位的是交感神經，到了夜晚休息時或就寢時，則是由副交感神經占優位。這個節奏一旦被打亂，也會

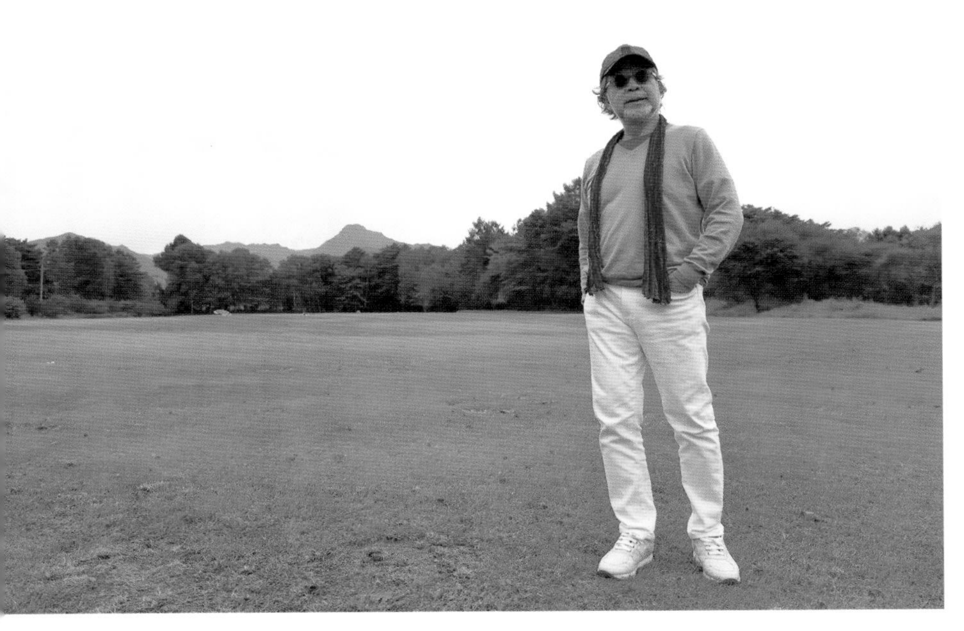

積極地外出、活動身體，可以調整自律神經

對腸內環境產生不好的影響。

特別是新冠肺炎疫情發生後，精神上的壓力增加，焦躁不安的情緒開始蔓延。無法踏出家門的生活打亂了平日的節奏，因而對什麼都提不起勁的人也變多了。

正是在這種時候，在一天中取得「讓人放鬆的副交感神經」，以及「使人產生幹勁的交感神經」這兩種神經的平衡，就顯得更為重要。藉由肌肉訓練或是之後會介紹的伸展體操來活動身體、聆聽舒緩的音樂、盡量讓自己過著充滿歡笑的生活，比較容易將自律神經調整為正確的狀態。

改善腸道活動的運動與伸展體操

壞菌增加的其中一個原因，是因為運動不足。一旦在家中久坐，腸道的蠕動就會減緩，造成便秘。因此，為了改善腸道功能、調整自律神經而進行的運動，就會變得很重要。

為了進行「腸活」，我們馬上可以進行的運動就是健走。也就是說，為了「肌活」所做的運動其實對「腸活」也很有幫助。

健走時，要確實活動雙腳，以像是在刺激腹肌一樣的方式行走，這樣可以鍛鍊擠壓糞便、將它們排出體外的腹肌群，所以能夠改善便秘的問題。此外，在第1章所介紹過的單車式捲腹與側腹運動等運動，對改善因排便力低下而引發的弛緩性便秘（好發於女性）也很有效。

還有，運動會使腦中一種名為血清素的神經傳導物質增加，血清素被稱為幸福荷爾蒙，可以消除憂鬱的情緒，讓心情變好。

順帶一提，有種說法認為，有90％以上的血清素都是在腸內製造，並且也會向大腦傳遞某些訊號，這也是一種腸腦軸的例子。

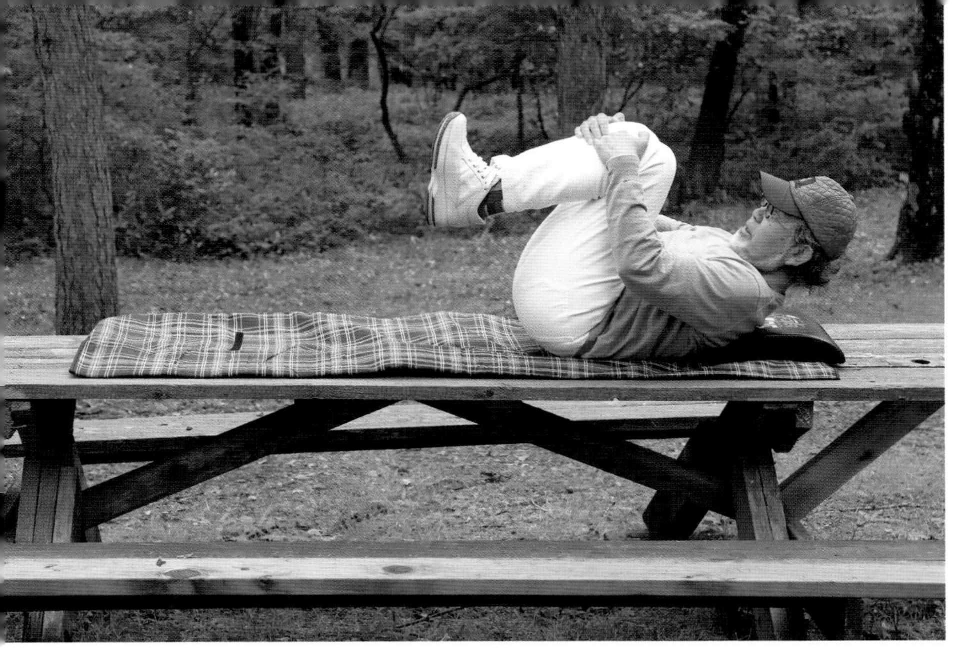

改善腸道活動的運動 · 仰臥抱膝的姿勢（第 68 頁）。在夜晚就寢前做，更有效果

因為沐浴在朝陽中可以讓人體分泌更多血清素，所以如果要健走的話，我建議在早上進行。

另一項改善腸道活動的運動，我推薦「仰臥抱膝的姿勢」。

這個運動可以伸展脊椎周圍的肌肉（豎脊肌）與臀部的肌肉（臀大肌），因為抱住膝蓋的動作可以刺激腸道，所以對「腸活」也有幫助。如果像是不倒翁一樣搖晃身體，應該會覺得挺舒服的吧。

仰臥抱膝的姿勢，請在夜晚就寢前做，這是因為副交感神經會在睡眠期間受到刺激，是最適合進行「腸活」的時間。

伸展脊椎周圍與臀部的肌肉。
可以刺激腸道，同時徹底解決便秘

仰臥抱膝的姿勢

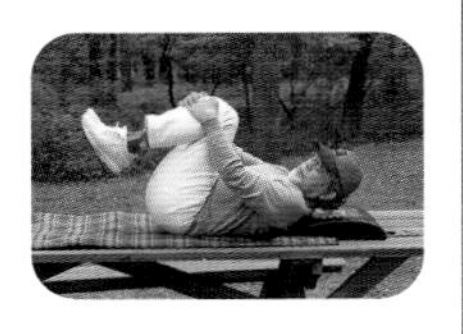

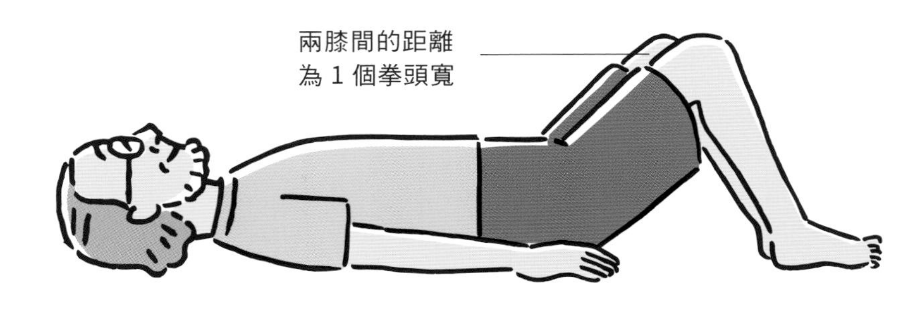

1

仰臥，膝蓋呈 90 度彎曲。膝蓋間的距離為 1 個拳頭寬

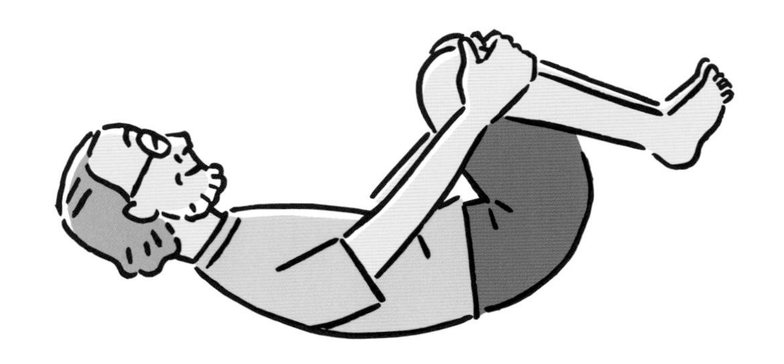

2

抬起雙腳，將大腿往身體的方向拉，再用雙手抱住膝蓋，維持這個姿勢 10 秒

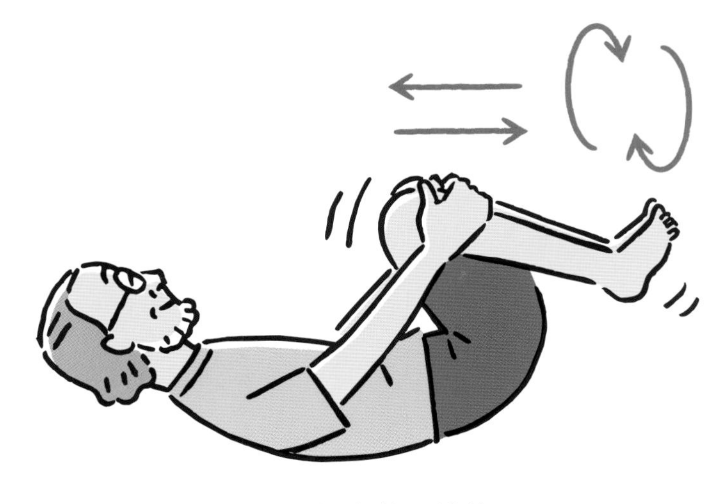

3

維持 10 秒鐘後，繼續保持這個姿勢，然後上下左右搖晃

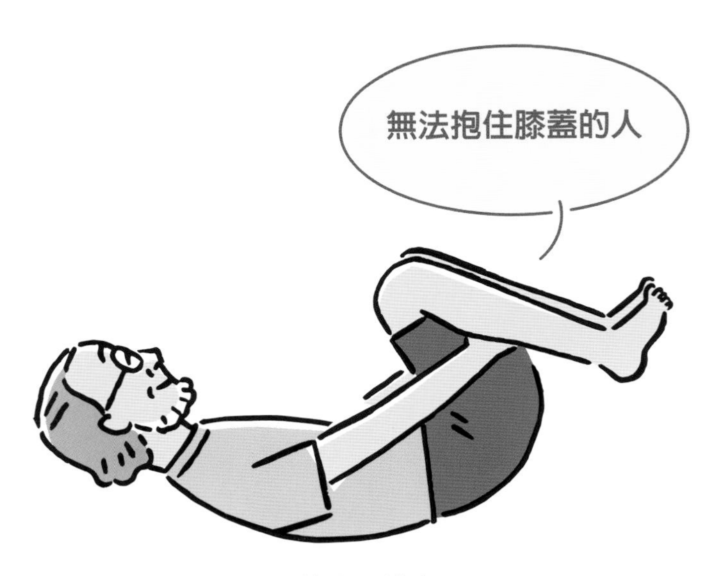

也可以抓著大腿進行

對「腸活」有益的食品為優格、蔬菜與發酵食品

要改善腸道菌群，吃進身體的食物就相當關鍵。以吃來進行的「腸活」，有「攝取益生菌」與「攝取益生元」兩種途徑。前者指的是直接攝取好菌，而後者則是食用益生菌的養分。

具體來說，「攝取益生菌」就是食用含有乳酸菌等好菌的食品，優格是其中最方便的一種。最近在超市或便利商店的貨架上，出現了各種標榜針對記憶力或花粉症、提升睡眠品質而開發的優格或乳酸菌飲料，如果有什麼特別的目的，也可以選擇這些產品。

但是，要特別注意增添甜味等添加物的優格，因為有可能會因此攝取到過多的糖分，所以還是選擇原味優格比較好。

此外，如果吃優格是為了進行「腸活」，我建議在晚餐後到就寢前的這段時間內食用。吃完優格、做完仰臥抱膝的姿勢後再上床睡覺吧。

至於「攝取益生元」則是要積極攝取改善腸道菌群的膳食纖維。

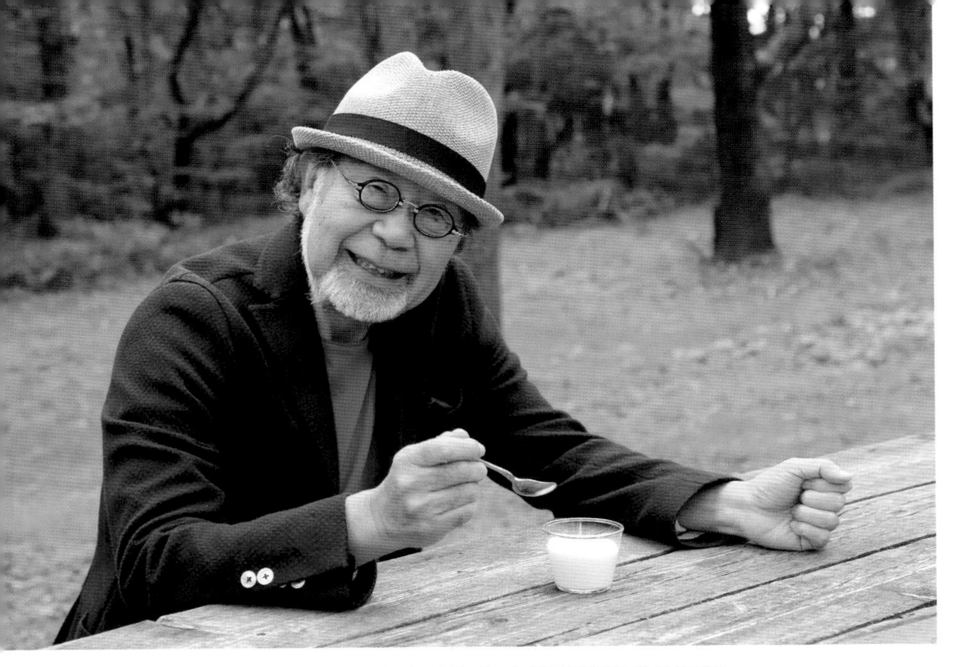

屬於發酵食品的優格，含有大量能夠改善腸道菌群的好菌

蔬菜、海藻與菇類含有豐富的膳食纖維。厚生勞動省特別建議多吃蔬菜，並且以每天350g為目標。

此外，目前也已經證明，味噌、醬油、納豆與日式醃漬物等發酵食品能夠增加好菌，希望各位可以積極攝取。

根據牛津大學的論文，攝取各式各樣、產地各異的發酵食品，好菌會彼此競爭，改善腸道菌群。如果是為了進行「腸活」而食用發酵食品，就不要總是吃同樣的東西，選擇不同種類、不同產地的品項，應該更能期待之後的效果。

長野縣癌症死亡率降低的理由？

根據國立癌症研究中心5年1次的統計（《各都道府縣 惡性新生物 未滿75歲年齡調整死亡率之變化》第74頁刊載之圖表），就能夠看出長野縣的癌症死亡率壓倒性地降低。

所謂的「惡性新生物」，指的就是癌症。包含被稱為「血癌」的惡性淋巴瘤與白血病在內，這些也都屬於惡性新生物。此外，因為只要活得久，罹癌的風險也會增加，所以在這個統計中，進行了「將所有都道府縣的平均壽命都改為相同」的年齡調整。如此一來，如圖表中所示，可看出與其他都道府縣相比，長野縣的癌症死亡率，壓倒性的低。

為何長野縣罹癌的人會這麼少呢？我想其中一個原因，是因為人們食用了大量作為腸內細菌養分的蔬菜的緣故吧。在厚生勞動省於2018年所進行的調查中，達成「每天攝取350g以上的蔬菜」這個目標的，只有長野縣而已。而另一個原因，我認為可能是我們向縣民宣導的「多多走路運動」的成果。

急性發炎如果無法根治，人體將一直處於虛弱的狀態，這就稱為慢性發炎。食用大

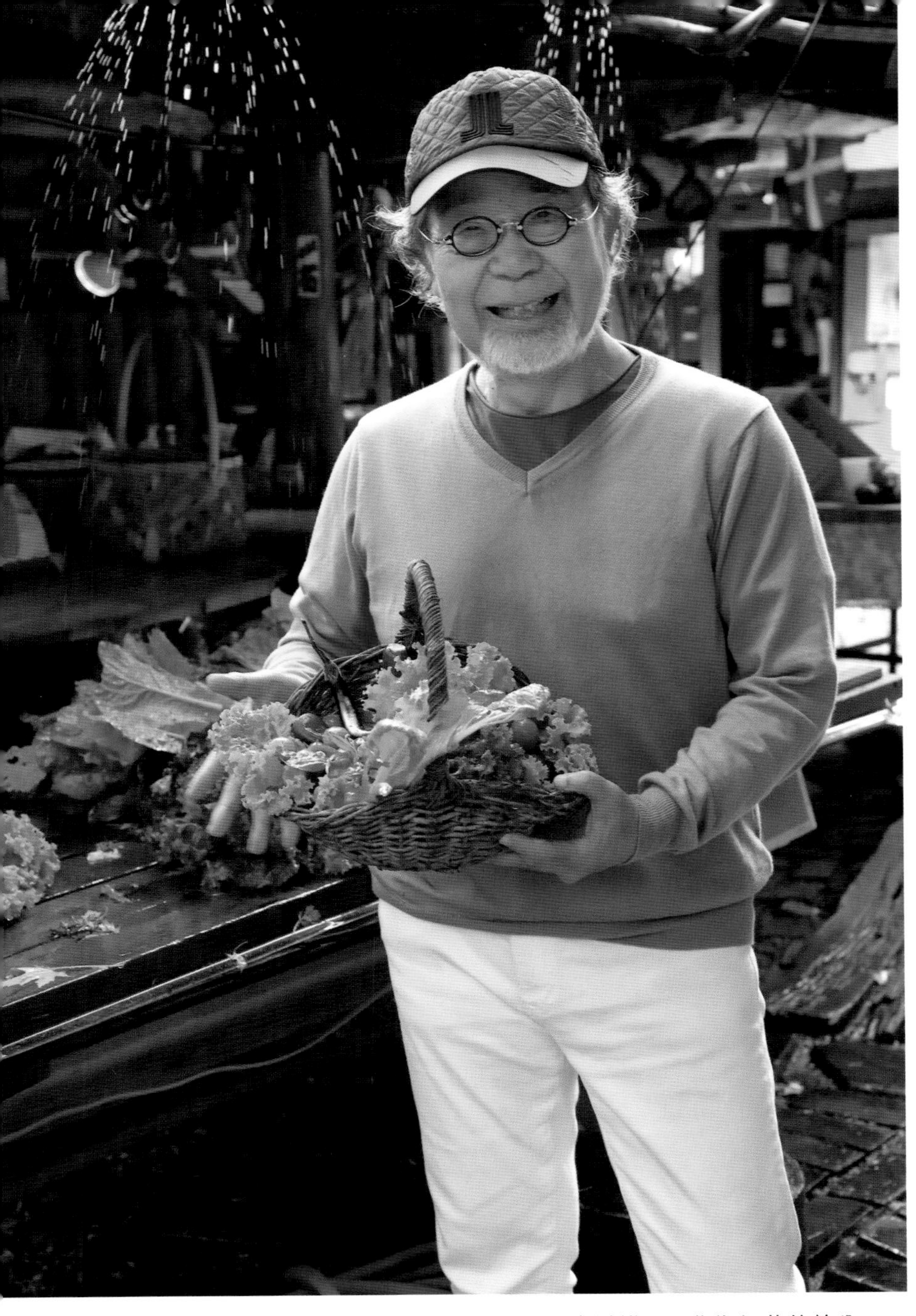

350g 的蔬菜大約這麼多。蔬菜含有豐富的膳食纖維，可作為好菌的養分

各都道府縣 惡性新生物 未滿 75 歲年齡調整死亡率之變化
2005～2020（男女合計）

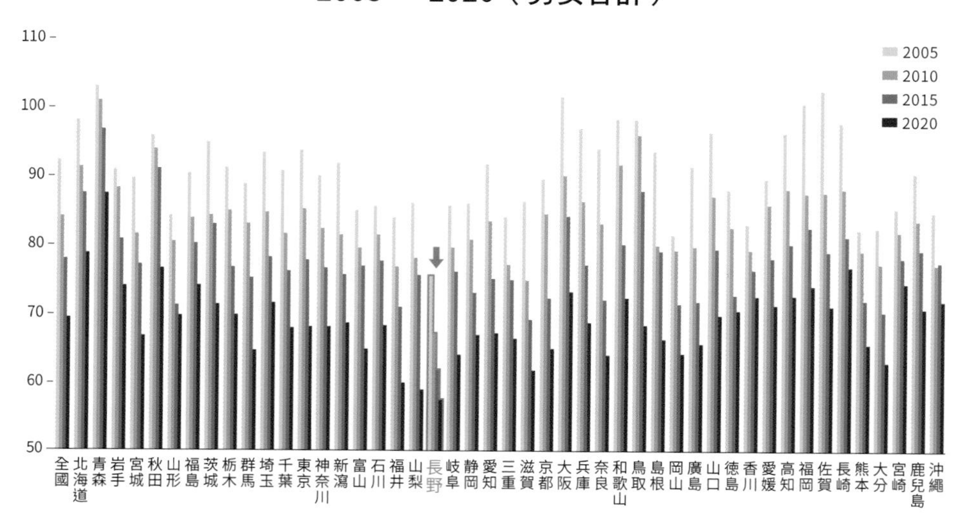

量蔬菜就能減少這種慢性發炎，因為蔬菜具有抗氧化的作用。

細胞一旦氧化，罹癌的風險就會升高。比方說，癌症在有致癌基因的家族中很常見。各位的父母或親戚是否有被診斷出癌症呢？如果在親屬中有多人罹癌的話，就有可能帶有這種基因。

然而，就算是癌症好發的家族，其中還是有沒有罹患癌症的人。那麼，會得到癌症與不會得到癌症的人，兩者間的差別在哪裡呢？

慢性發炎被認為是讓細胞癌化的最後導火線。為了預防慢性發炎，大量食用具有抗氧化效果的蔬菜，以及多做運動，是非常重要的。

第 3 章

腦活

維持讓腦部機能
活性化的生活習慣
打造即使到了90歲
也不會罹患失智症的大腦

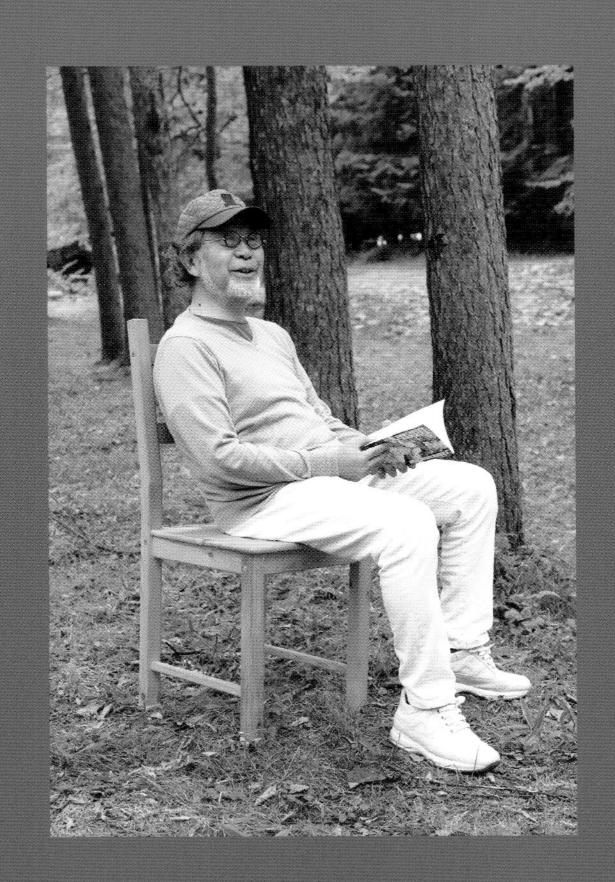

想要健康跨越90歲之牆
保持大腦年輕非常重要

一旦到了85歲，有3成以上的人會罹患失智症

想要健康地跨過90歲的高牆，預防失智症是很重要的。在85～89歲這個年齡層中，患有失智症的比例，男性為36％，女性為48％，但一旦超過95歲，男性會增加至42％，女性則高達72％（2020年厚生勞動省調查）。如果包含失智症的早期階段MCI（輕度認知功能障礙），人數想必會更多吧。

到了像我們這樣的歲數，忘東忘西的情況也會越來越多。不過，其實健忘也分成「良性」與「惡性」兩種。

例如，「忘記去年旅行過的地名」就屬於良性健忘，而「『忘記自己去年曾經旅行過』這件事」則是惡性的。像這樣忘了整件事，而不是只忘了其中一部分的狀況，可能是MCI的徵兆。

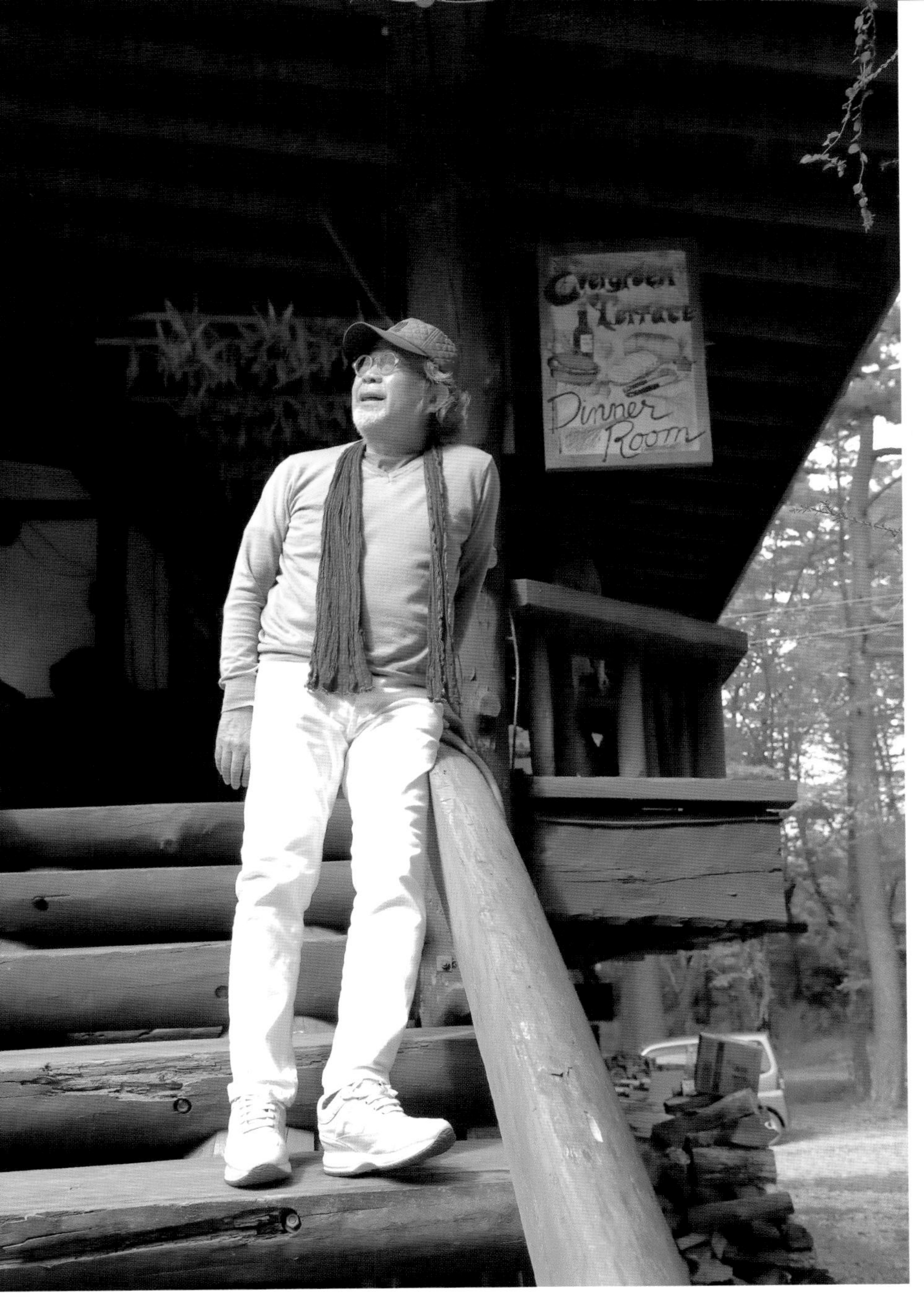

想要預防失智症，不累積壓力、放鬆身心很重要

人際關係的壓力與吸菸會增加罹患失智症的風險

為了預防失智症，我查閱了全世界發表的醫學論文，因為我認為，如果有科學上的根據佐證，會比較容易產生動力、並且堅持下去。

罹患失智症的原因之一是壓力。在英國東安格利亞大學的研究中，追蹤了大約1萬名沒有失智症的人，結果發現在10年之後，有3．4％的人發病。

分析調查的結果，與小孩或配偶關係良好的人，失智症的發病率會下降17％；相反的，處於人際關係惡劣狀態中的人，發病的風險則會提高31％。對於這個結果，論文做出的結論為「人際關係一旦惡化，就容易被孤立或感到孤獨，這會形成壓力，而壓力會提高發病的風險」。

吸菸也會增加罹患失智症的風險。過去雖然曾出現過「吸菸可以抑制阿茲海默症發病」的研究數據，但現在已經遭到否定。在最近的研究中指出，與非吸菸者相比，吸菸者罹患阿茲海默症的風險高達2．7倍，如果想預防失智症，建議最好不要抽菸。

沒有牙齒或代謝症候群也會提高罹患失智症的風險

在80歲時還能保有20顆以上的牙齒的人，一般認為健康壽命較長，但其實牙齒與失智症也有關係。以65歲以上的健康人士為對象，進行為期4年的追蹤調查後發現，缺少牙齒、並且未使用假牙的人，與保有20顆以上牙齒的人相比，失智症發病的風險高出了1．85倍。

患有代謝症候群的人同樣也有罹患失智症的風險。在瑞士日內瓦大學的研究中，對肥胖的中高齡者進行為期42年的追蹤調查後，發現他們是罹患失智症的高風險族群。考慮到中高齡肥胖有提高失智症的風險，希望有類似狀況的各位還是盡早採取對策處理這個問題比較好。

英國倫敦大學學院的研究指出，長期處於慢性壓力下的人，變得肥胖的風險較高。

壓力會造成肥胖，而一旦變得肥胖，就很容易罹患失智症，形成惡性循環。要斬斷這個惡性循環，進行「肌活」等運動就是很有效的方法。

「肌活」可以預防憂鬱，降低失智症的風險

目前已經明確知道，造成阿茲海默症和血管性失智症的動脈硬化，是由慢性發炎引起的。

而人們也了解運動能有效預防慢性發炎。不僅如此，運動還能緩解壓力和肥胖這些引發失智症的原因。

根據瑞典卡羅林斯卡醫學院的研究，進行「肌活」能預防憂鬱症的科學依據如下：一般而言，有憂鬱傾向的人，其血清素（又被稱為幸福荷爾蒙）的分泌量大多是不足的，這是因為犬尿氨酸這種與血清素產生拮抗作用的有害物質增加的緣故。

該研究證明，只要活動肌肉就能分解犬尿氨酸。當犬尿氨酸被分解後，血清素的量就會相對地增加。

血清素增加的話，能使人更容易感到幸福，進而減輕壓力，這就是「運動可以預防失智症」的原因。

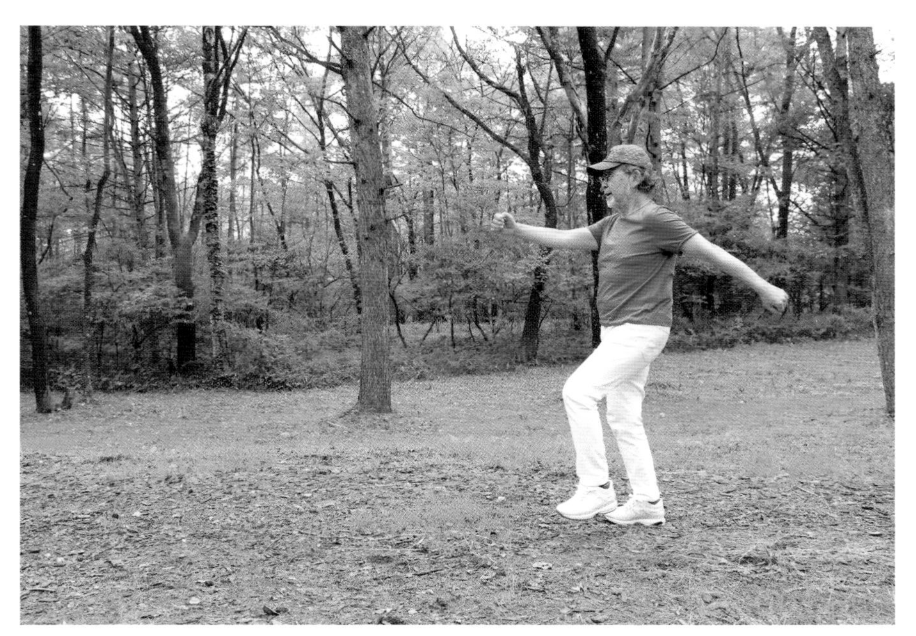

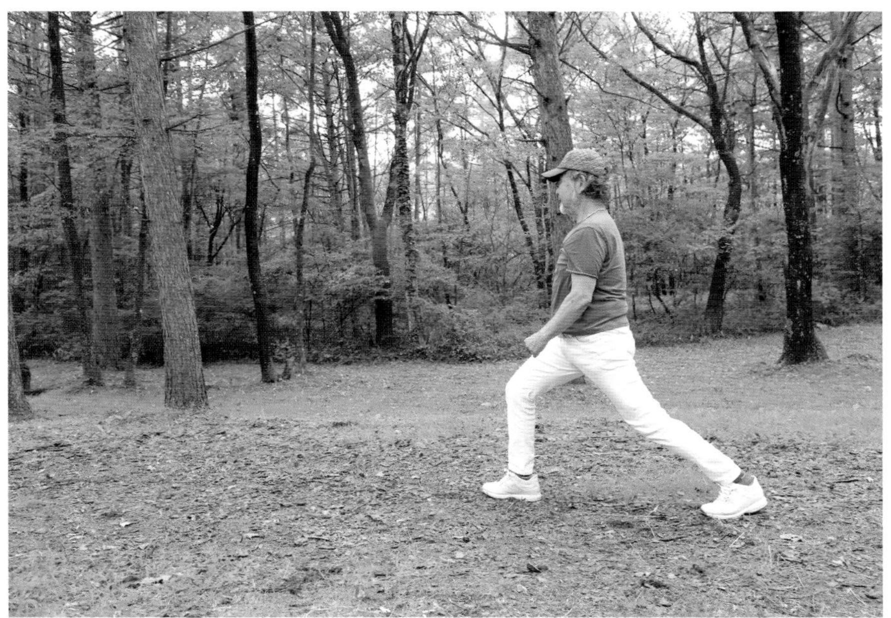

正在進行對預防失智症很有幫助的「跨大步行走」的鎌田醫生。想要加大步幅，重點在於擺動手臂，並且要以大步幅著地。一開始不要勉強邁開大步，慢慢加大步幅即可

預防失智症的「跨大步行走」與「小步快走」

在世界各地已經有許多論文證明，健走可以預防失智症。雖然普通的健走方式對預防失智症已經十分有效，但我還是設計了特別針對預防失智症的步行方式。

一種是跨大步行走。根據國立環境研究所的研究，與步伐較大的人相比，步伐較小的人，認知功能降低的風險高出3倍以上。如果繼續維持這種狀態，隨著年齡增長，失智症發病的風險將增加為2倍。關於跨大步行走的詳細說明，請看第81頁的照片。

另一種則是小步快走。美國奧勒岡健康與科學大學的研究團隊指出，與健康的人相比，被診斷為MCI（輕度認知功能障礙）的人，他們每秒的步行速度每年都會變慢0．01秒。此外，研究也表明步行速度變慢的問題，平均大約在被診斷出MCI的12年前，就會開始顯現。為了改善這個情況，就要以小碎步快走來加快行走速度。詳細的做法請看下一頁的照片。我也很推薦以「跨大步行走」或「小碎步快走」的方式來進行先前提過的「快慢走」中的「快走」。

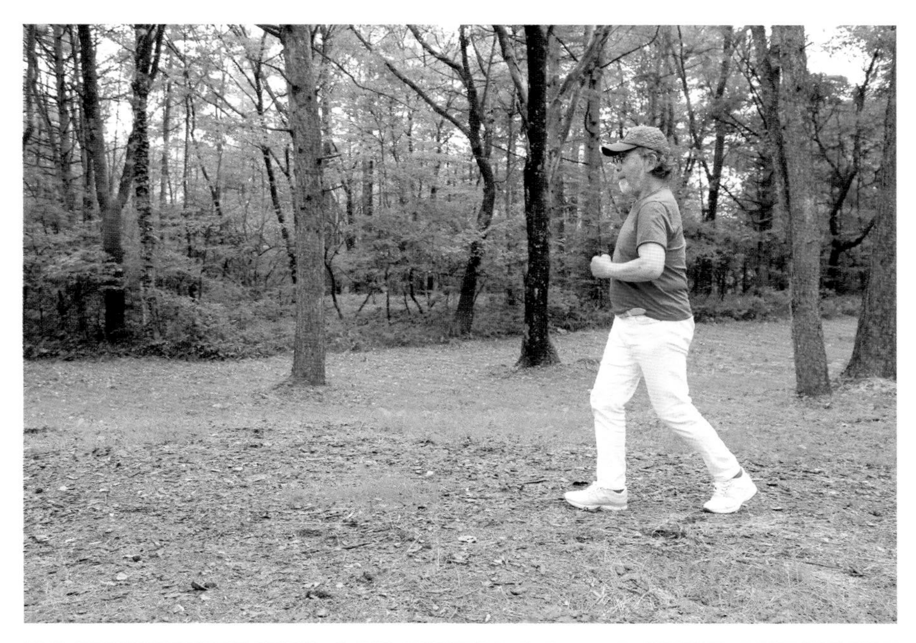

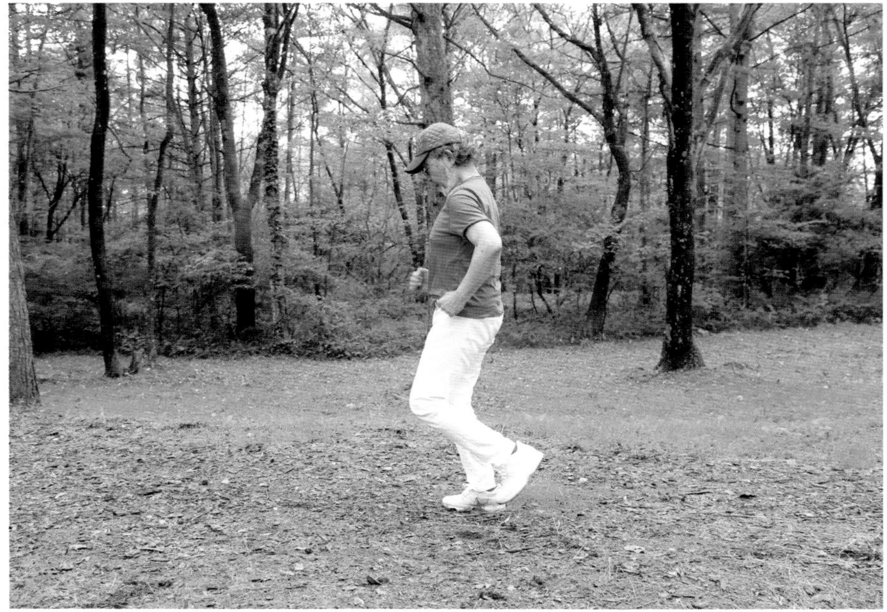

正在進行小步快走的鎌田醫生。手臂小幅擺動，步伐也變小，輕快而有節奏感地快走

運動使人從ＭＣＩ恢復健康

我認識的編輯曾被診斷出ＭＣＩ。他過去是個優秀的編輯，但在過了60歲之後，就開始變得健忘，例如忘記拉上褲子的拉鍊、或是在工作時於同一個時段安排了兩個工作等，常常出錯。

於大學醫院接受檢查、被診斷出ＭＣＩ後，他便前往失智症日照中心透過繪畫、演奏樂器等方式進行復健。其中讓他最有感的，就是運動。最後，他的努力得到回報，讓他得以恢復正常的認知能力。

運動對於預防失智症的效果，除了前面提過的論文之外，在世界各地仍有各種相關論文持續發表。

特別是健走等有氧運動與肌肉鍛鍊相互結合，對預防失智症更有效果。因此，希望各位都能確實地持續進行第1章的「肌活」。為了預防失智症，我自己也持續從事「肌活」。

ＭＣＩ有可能發展為失智症

雖然推測在65歲以上的族群當中，有15～25%的人患有ＭＣＩ，然而很多人並沒有自覺。若是出現在本章開頭提到的「惡性健忘」症狀的人，建議最好接受一下專家的診斷。

有高血壓或糖尿病等生活習慣病的人，也很容易從ＭＣＩ發展為失智症。因為這些生活習慣病大多由代謝症候群而來，所以肥胖的人也要注意。

ＭＣＩ雖然被視為失智症的預備軍，但並非所有患有ＭＣＩ的人都會演變成失智症。某個研究指出，只要改善生活習慣，大約半數的人都能恢復正常的認知功能，前述那位編輯的實例已經證明了這一點。

就提高認知功能的訓練方式來說，像這位編輯採行的繪畫或演奏樂器這些活動，都被認為相當有效。此外，閱讀報紙或書籍、玩遊戲，也有助於提升認知功能。

進行大腦體操，有40％的MCI患者都能恢復正常

能夠結合運動與遊戲、提高認知功能的訓練法，就是大腦體操（cognicise）。這是結合「認知」（cognition）和「運動」（exercise）所創造出的字，在使用大腦思考的同時跟著活動身體，能夠更加有效地提升大腦與身體的機能。也有報告指出，進行大腦體操，有40％的MCI患者都能恢復正常的認知能力。

進行大腦體操時，「想出正確答案的思考過程」十分重要。如果輕易就能解答，便無法對腦部產生刺激，所以必須漸漸提高難度。

為此，這次要跟各位介紹的，就是在佐賀的鎌田塾中進行的「12生肖主題大腦體操」。這個體操的好處，在於分為7個難度等級。等級提高，訓練大腦的效果也會跟著提高。

「正確解答」並不是進行大腦體操的目的。如果為了答對而慢慢做的話，就無法期待能產生效果。並不需要太在意自己答錯這件事，不如說，以「感覺快到會出錯」的速度來做，才是重點。首先，就先從等級1開始，有節奏感地做做看吧。

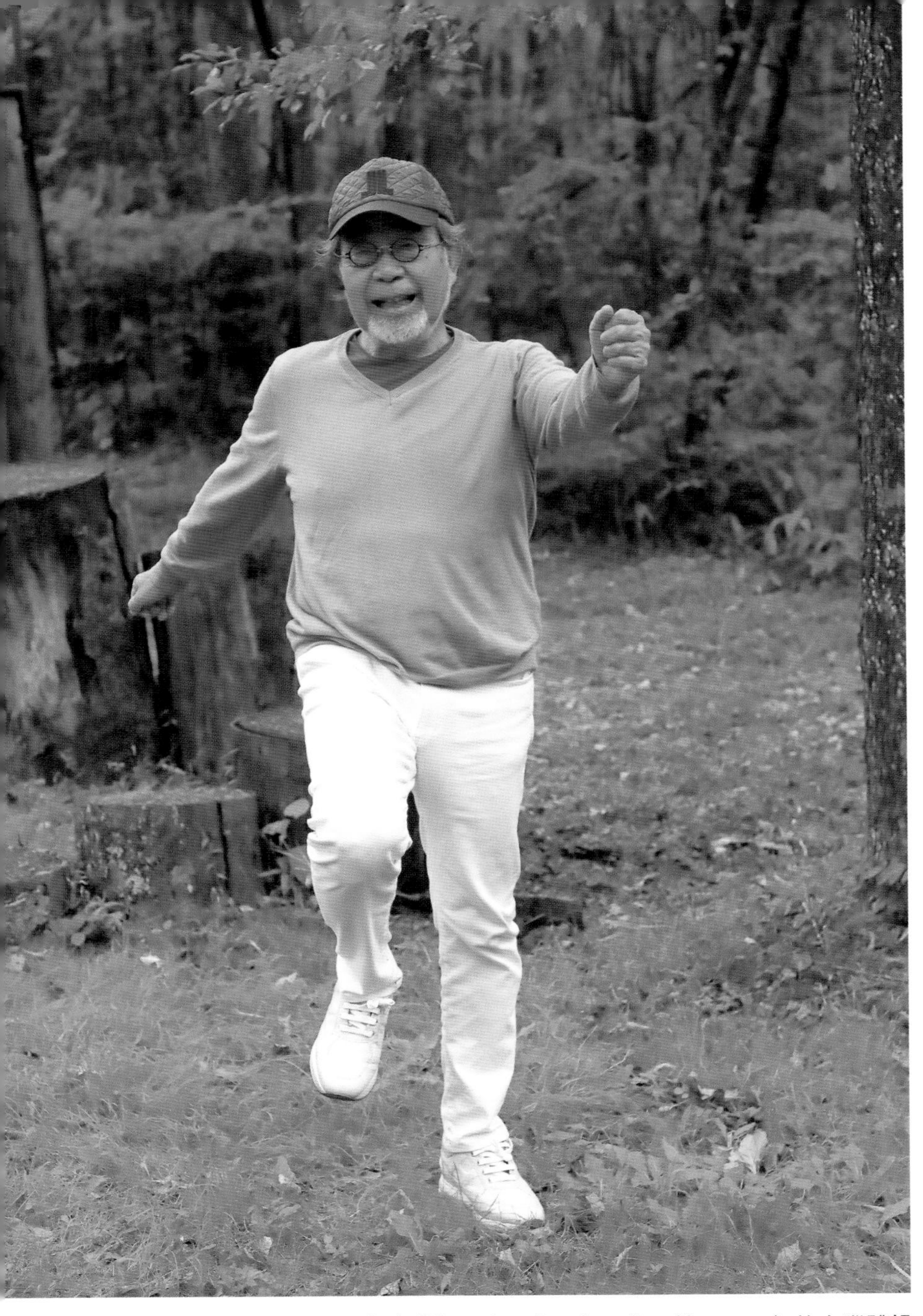

一邊踏步，一邊背誦 12 生肖（「鼠、牛、虎、兔、龍、蛇……」）的大腦體操

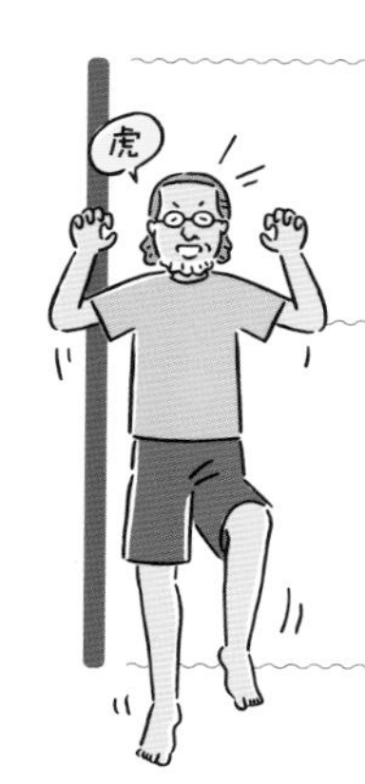

同時活動大腦與身體來預防失智症
有趣的大腦體操決定版

12生肖主題
大腦體操

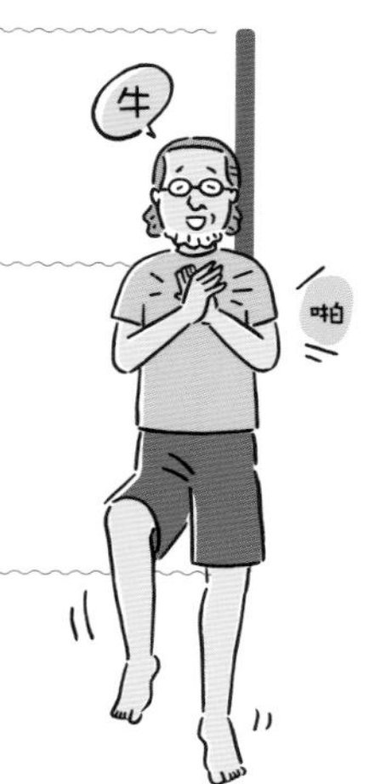

等級❶ **2組**

・一邊原地踏步，一邊出聲背出 12 生肖

＼鼠／→＼牛／→＼虎／→＼兔／→＼龍／→＼蛇／→
＼馬／→＼羊／→＼猴／→＼雞／→＼狗／→＼豬／

等級❷ **2組**

・一邊原地踏步，一邊出聲背出 12 生肖
・唸到生肖牛、兔、馬時，拍一下手

＼鼠／→＼牛／→＼虎／→＼兔／→＼龍／→＼蛇／→
＼馬／→＼羊／→＼猴／→＼雞／→＼狗／→＼豬／

等級❸ **2組**

・一邊原地踏步，一邊出聲背出 12 生肖
・唸到生肖虎、雞時，拍一下大腿

＼鼠／→＼牛／→＼虎／→＼兔／→＼龍／→＼蛇／→
大腿
＼馬／→＼羊／→＼猴／→＼雞／→＼狗／→＼豬／
大腿

等級❹ **2組**

‧一邊原地踏步，一邊出聲背出 12 生肖

‧唸到生肖牛、兔、馬時，拍一下手＋唸到生肖虎、雞時，拍一下大腿

＼鼠／→＼牛／→＼虎／→＼兔／→＼龍／→＼蛇／→

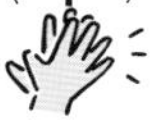

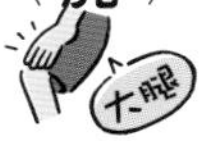

大腿

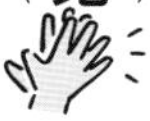

＼馬／→＼羊／→＼猴／→＼雞／→＼狗／→＼豬／

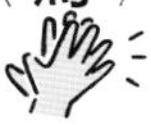

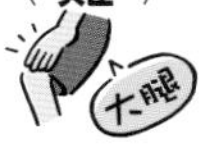

大腿

等級❺ **2組**

‧一邊原地踏步，一邊出聲背出 12 生肖

‧唸到生肖牛、兔、馬時，模仿該種動物的動作

＼鼠／→＼牛／→＼虎／→＼兔／→＼龍／→＼蛇／→

模仿 模仿

＼馬／→＼羊／→＼猴／→＼雞／→＼狗／→＼豬／

模仿

等級❻ **2組**

‧一邊原地踏步，一邊出聲背出 12 生肖

‧唸到生肖虎、雞時，模仿該種動物的動作

＼鼠／→＼牛／→＼虎／→＼兔／→＼龍／→＼蛇／→

模仿

＼馬／→＼羊／→＼猴／→＼雞／→＼狗／→＼豬／

模仿

等級❼ **2組**

‧一邊原地踏步，一邊出聲背出 12 生肖

‧唸到生肖牛、兔、馬、虎、雞時，模仿該種動物的動作

＼鼠／→＼牛／→＼虎／→＼兔／→＼龍／→＼蛇／→

模仿 模仿 模仿

＼馬／→＼羊／→＼猴／→＼雞／→＼狗／→＼豬／

模仿 模仿

蔬菜和魚類可以預防失智症

食物對於「腦活」也很重要。雖然在「腸活」的章節中已經提過，建議每天要攝取350g以上的蔬菜，但蔬菜對於預防失智症也很有效。美國范德堡大學所進行的研究指出，與每星期只喝1次蔬果汁的人相比，每週喝3次以上蔬果汁的人，阿茲海默症的發病率少了76%之多。這是因為阿茲海默症是由腦細胞慢性發炎所引起的，而蔬菜的色素成分具有抗氧化作用，能夠抑制腦細胞的慢性發炎的緣故。

雖然希望各位可以飲用自製的蔬果汁，但是生活忙碌的人也可以用市面上販售的蔬果汁代替。不過為了避免攝取過多糖分，在購買商品時，請選擇無糖的品項。

魚類也是能有效預防失智症的食物。攝取越多海鮮，罹患失智症的風險就越低。有數據指出，常常吃魚的人，在15年後罹患失智症的風險減少了61%。因為魚油中所含的DHA（二十二碳六烯酸）和EPA（二十碳五烯酸），可以預防失智症。

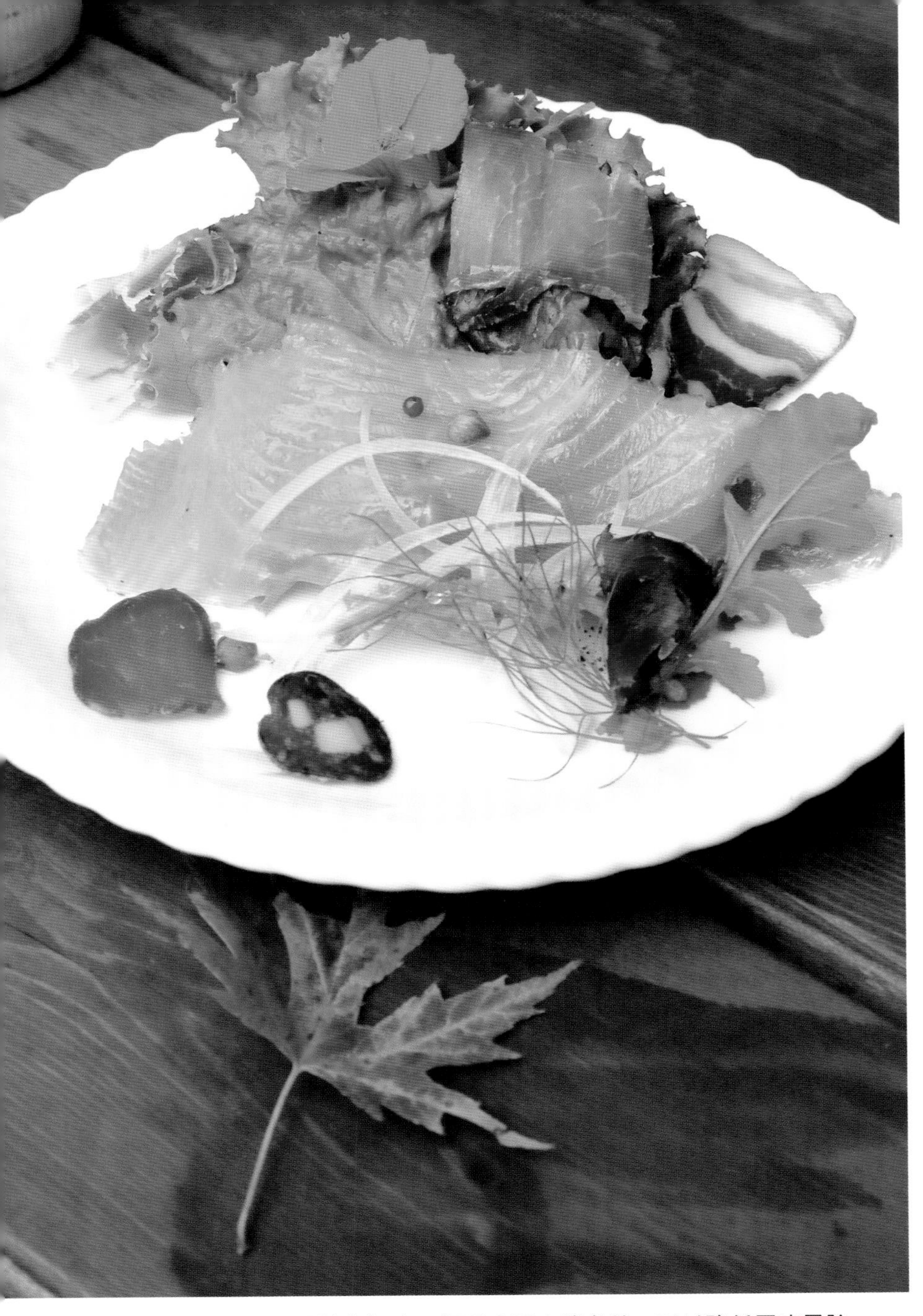

魚油所含的成分可以預防失智症。每天食用 1 塊魚片，可以降低罹病風險

蛋黃所含的膽鹼為神經傳導物質的材料，可預防失智症

雞蛋也能有效預防失智症。雞蛋含有豐富的蛋白質，對「肌活」也非常有幫助。「每天只能吃1顆蛋」的理論已經過時了，現在已經知道，即使在飲食中攝取了膽固醇，但幾乎所有人血液中的膽固醇都不會因此而上升。我自己也是每天吃1~3顆蛋，也會告訴患者「就算1天吃2顆蛋，也完全不會有任何問題」。

雞蛋的好處，在於蛋黃內含有膽鹼。這種營養素進入人體後，會成為腦部神經傳導物質的材料。

在芬蘭所進行的研究也指出，從飲食中攝取較多膽鹼的人，與攝取量較少的人相比，失智症的風險減少了28%，在測定記憶力和語言能力的測驗中，表現也比較優秀。

除了蛋黃外，在大豆和牛肉、雞肉、雞肝、蝦子、開心果與青花菜等食物中，也含有豐富的膽鹼。吃牛丼的時候，只要加1顆溫泉蛋，就能將它變成對大腦有益的餐點。

第 4 章

脈活

降低血壓，
預防血管老化
打造不會發生腦中風或
心肌梗塞的身體

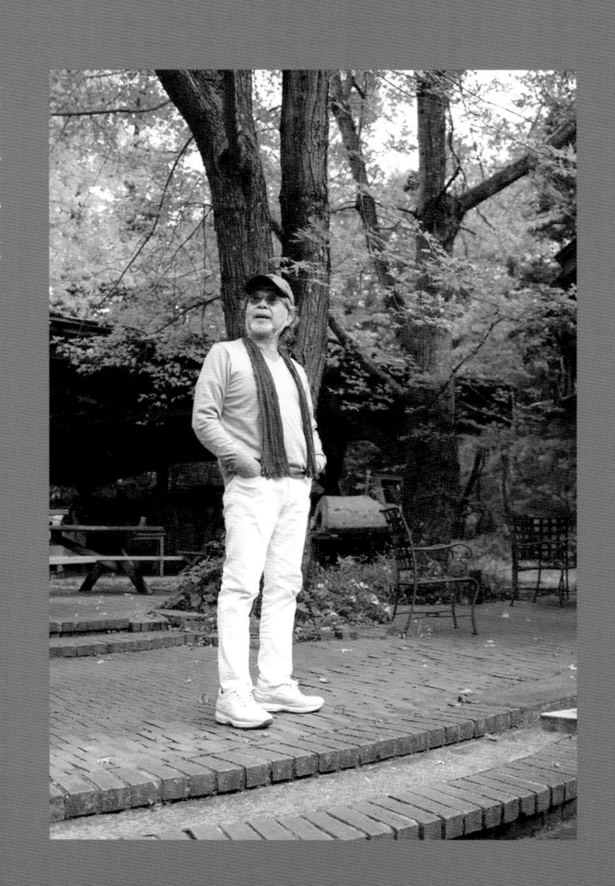

生活習慣病會加速血管老化
讓血管變年輕，預防心肌梗塞與腦中風

人會從血管開始變老

「脈活」的「脈」，是脈搏的「脈」，因此，所謂的「脈活」，指的就是改善血管狀態的活動。人們都說「人會從血管開始變老」，血管一旦老化，除了會成為肝斑、皺紋與水腫等問題的原因之外，也會提高罹患高血壓或動脈硬化、心肌梗塞、腦中風，甚至是失智症等疾病的風險。因此我們確實可以說，人的老化，就是從血管開始的。

血管老化的其中一種狀態為「幽靈血管」。這種微血管明明存在，但卻沒有血液流經，所以在進行影像檢查時，就彷彿消失了一樣，有如幽靈，因此而得名。腎臟的微血管一旦幽靈化，就會降低腎臟功能，有時甚至必須進行血液透析（洗腎）。此外，幽靈血管與失智症的發病也有關聯。

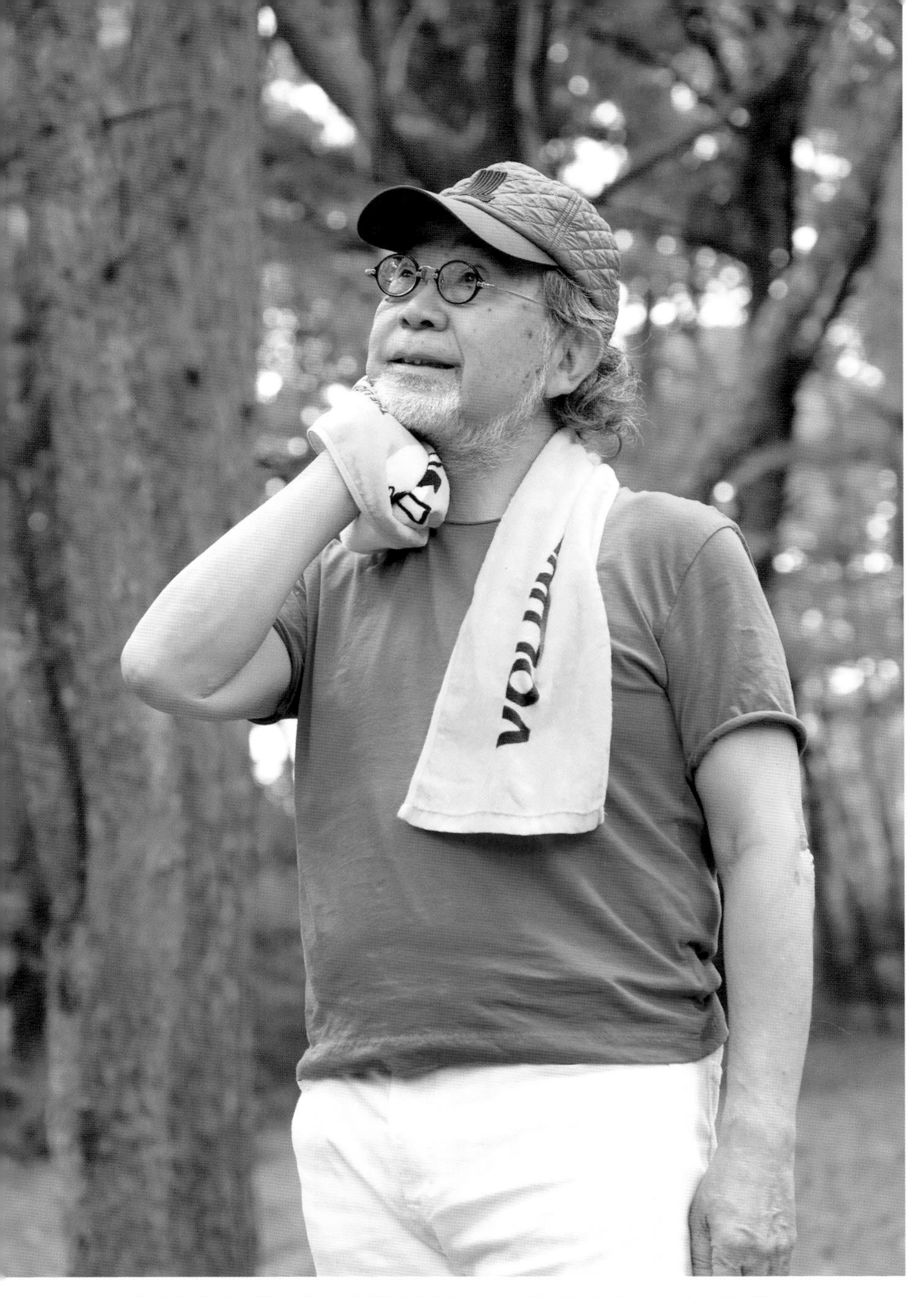

以會出汗的運動來改善代謝症候群，也可以同時預防高血壓和糖尿病

中老年人裡，2人中就有1人患有高血壓

血管持續老化、演變為幽靈血管等狀態的其中一個重要因素就是高血壓。在日本的中老年人裡，2人中就有1人患有高血壓。然而，即使血壓已經很高，但當事人卻幾乎不會有自覺症狀。就算在健康檢查時被診斷出高血壓，也會有很多人覺得「我還是挺健康的，應該不要緊吧」，而不把它當一回事，但高血壓其實是非常危險的。

因為高血壓很難出現自覺症狀，因此又被稱為「無聲殺手」，這種疾病會長時間、慢慢地傷害血管，在患者沒有自覺症狀的情況下，發展為動脈硬化。

所謂的動脈硬化，指的是血管失去彈性、變硬的狀態。血液流動變差、讓血管容易阻塞或破裂，其結果就是造成心肌梗塞或腦中風。並且還有可能因為腦部動脈硬化而引發血管性失智症。實際上，有研究報告指出，高血壓患者的失智症發病風險，比血壓正常的人高出1．6倍。

在醫學上，收縮壓在140以上，或舒張壓在90以上，就會診斷為高血壓（以下以140／90的寫法表示）。此外，正常的血壓為未滿120／80。

※中文版註：根據臺灣高血壓學會及心臟學會發布之「2022 年臺灣高血壓治療指引」，其中包括兩大重點更新：高血壓標準已下修至「130/80mmHg」，並建議採用「居家血壓」取代門診測量血壓。

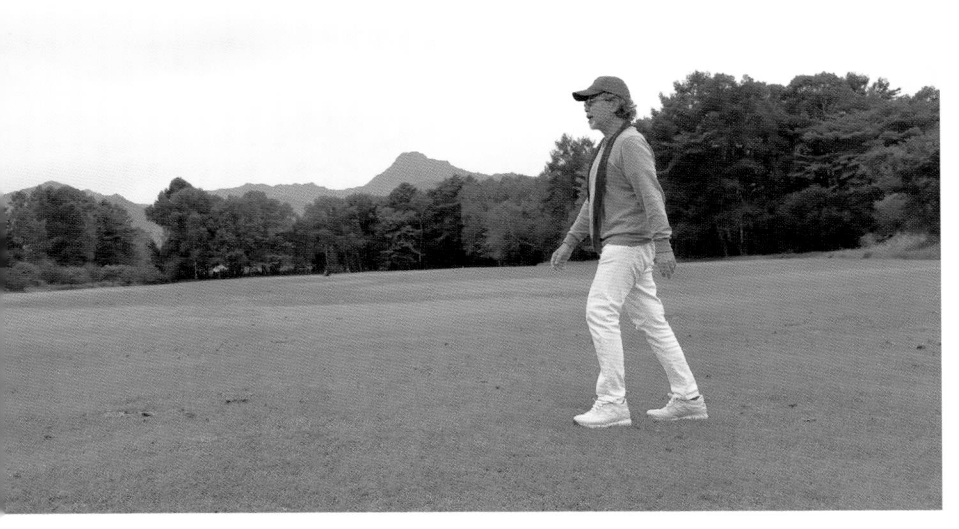
健走是能作為生活習慣病預防基礎的運動

對於血壓到達這個地步的人或是高血壓患者，我不會馬上開立藥物。因為我認為要先以改善生活習慣的方式來降低血壓，這件事十分重要。但如果真的有必要，就會開立藥物給患者。

進行生活指導時，我為患者設定的目標血壓為「未滿130／80」，對於70歲以上的人，血壓的治療目標則會拉高為「未滿150／90」。

大部分的高齡者都有動脈硬化的問題。如果對只有少許動脈硬化的人強行使用強力的藥物來讓血壓下降的話，血液流到腦部或心臟的流動力就會減弱。

因此，必須根據年齡和血管的狀態判斷，進行細微的調整。

肉桂生薑紅茶可以預防血管氧化

高血壓能夠因為「脈活」、也就是改善生活習慣而降低。如果這樣仍然無法降低血壓時，就會使用藥物，但希望大家還是先試著以自己的方式進行「脈活」吧。

「脈活」的基礎是飲食與運動。食用含有抗氧化物質的蔬菜相當有效。因為動脈硬化是由血液中的壞膽固醇氧化所引起的，所以人體為了預防血管氧化，也會製造抗氧化物質。然而隨著年齡增長，製造力也會跟著減弱，所以透過從食品中攝取來補充便成為不可忽視的方法。

肉桂生薑紅茶這種飲料具有抗氧化的作用，這是一種可以溫暖身體，改善微血管循環的茶飲。我每天也都會喝1杯，順便喘口氣，休息一下。

肉桂和生薑都含有預防血管氧化的抗氧化物質。如果想簡單製作的話，只要將肉桂粉和市售的管狀薑泥加入紅茶即可。但我會使用稍微講究一點的做法，就是先切下大約2cm左右的肉桂條，與切成薄片的生薑一起放入鍋中煮沸，再將這些湯汁倒入紅茶中。如果加入蜂蜜的話會相當美味喔。

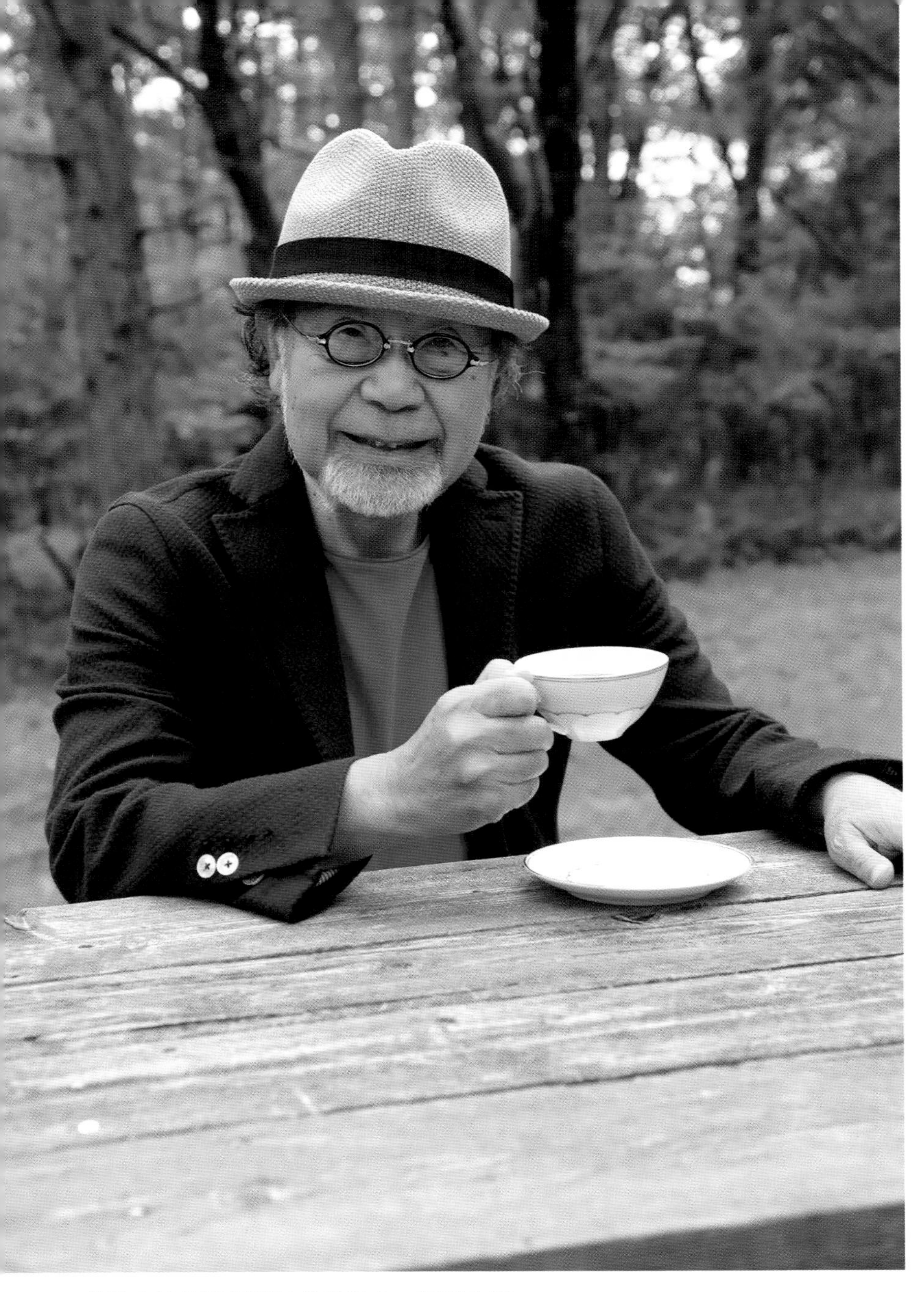

飲用肉桂生薑紅茶以放鬆身心，擴張血管

大量蔬菜與高湯可以幫助減鹽

抗氧化物質是蔬菜與香料中富含的植物性成分。多吃蔬菜不只能進行「腸活」以預防癌症，對「脈活」而言也很重要。

此外，蔬菜中含有大量的鉀，具有將體內的鈉（鹽分）排出體外的效果，可以預防攝取過多鹽分，而鹽分正是造成高血壓的原因之一。

我們時常會看到「過度減鹽對人體有害」的假新聞，但絕對不可隨著這種資訊起舞。

確實，有少數患者的高血壓類型為「鹽阻抗性高血壓」，但大多數的人，只要減少鹽分攝取量，血壓也會隨之下降。

我在對患者進行生活指導時所訂定的每日鹽分攝取量，男性為未滿8g，女性為未滿7g。想要減少鹽分的用量，可以活用高湯，只要能感受到高湯的美味，即使鹹味變淡，也能產生滿足感。

會在已經調味過的菜餚上再加上醬油或鹽巴的人，很多都只是習慣性的動作，請試著養成「不多加調味料，直接食用」的習慣吧。此外，在味噌湯中加入大量蔬

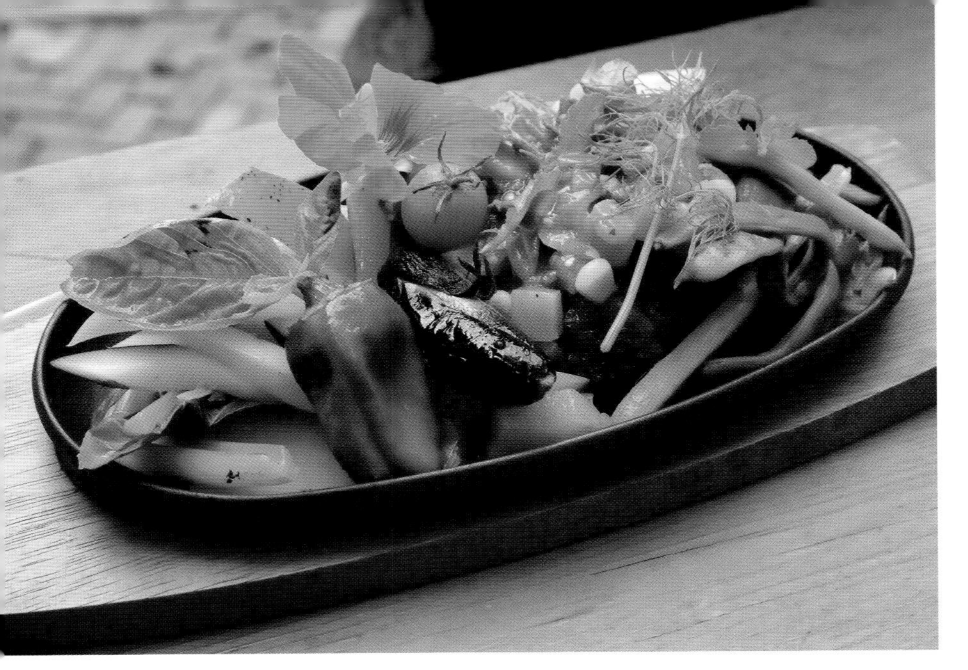

蔬菜也具有使血壓下降的功效，希望各位能多多攝取

菜，做成湯料滿滿的味噌湯，也能夠減少鹽分。

有種叫「しおナイン」的健康食品相當有意思，藉由海草黏液成分與洋蔥粉所含的海藻酸的作用，可以讓攝取的鹽分不被人體吸收，然後隨著糞便直接排出體外，是相當優秀的產品。在鹽分攝取較多的日子時，只要1天食用3次這個食品，鹽分的吸收量就能減少1・5g。

此外，最近有論文指出，攝取足夠的蛋白質，可以降低罹患高血壓的風險。這是因為一旦缺少蛋白質，血管就會變得脆弱，容易引起動脈硬化的緣故。

增加NO來預防血管老化

NO（一氧化氮）是最近頗受關注的預防血管老化物質。想要增加體內的NO含量，用力握拳是個很有效的方法。握拳會使前臂的血流量降低，當血流量恢復時，血管內皮細胞就會分泌NO，擴張血管，降低血壓。這雖然是源自加拿大的麥克馬斯特大學副教授、同時也是高血壓治療專家的菲利浦·米勒（Philip Miller）所提出的「握力器訓練法」，但應該也能應用在我為了防止握力減弱所提倡的握拳運動（收錄於《鎌田式懶人肌肉鍛鍊操》）上吧。

不只是手，只要讓肌肉收縮後再讓血液恢復原有的流速，體內就會分泌NO，因此，進行深蹲等鍛鍊也可以帶來同樣的效果。在做深蹲的時候，重點在於身體往下坐時，要維持這個姿勢2~3秒，讓血流暫時停止。

此外，洗澡讓身體變暖後，血管會擴張，使血液循環變好，此時也會釋放出NO。之後在夜晚就寢時進行「消除小腿水腫的姿勢」這個伸展操，可以更加提高預防血管老化的效果。

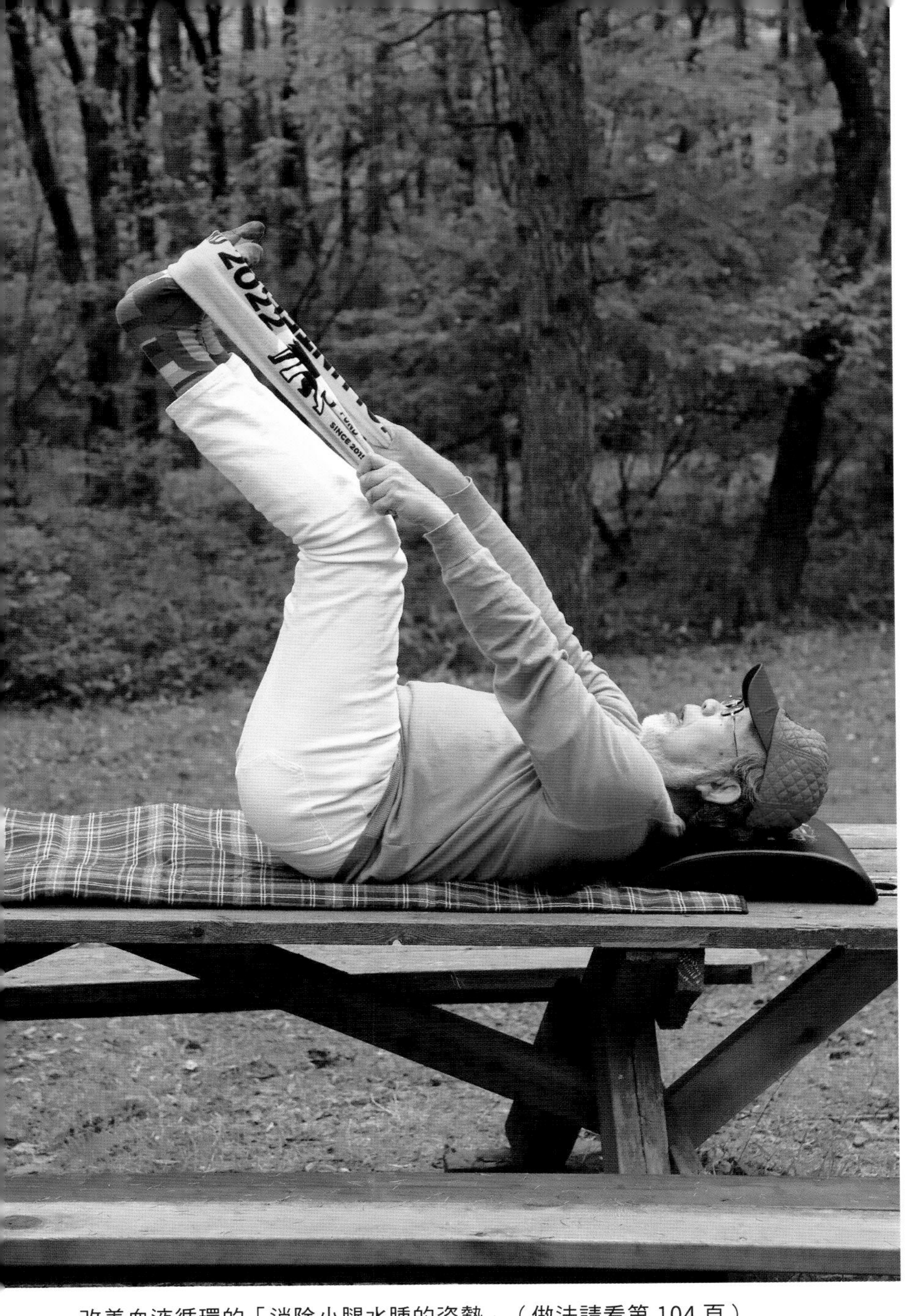

改善血液循環的「消除小腿水腫的姿勢」（做法請看第 104 頁）

容易水腫的人，在就寢前進行即可消除小腿水腫。
感覺「手腳冰冷」的人，也能改善微血管的血液循環

消除小腿水腫的姿勢

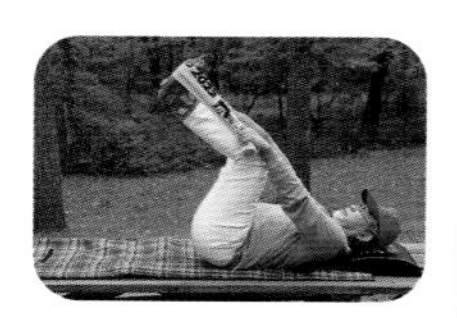

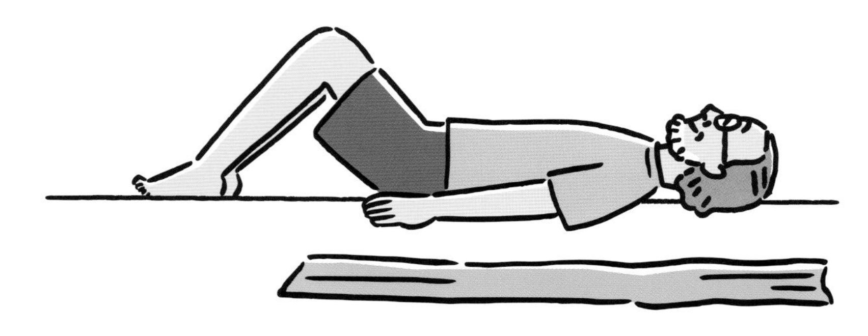

1

事先準備好毛巾，放在旁邊備用。仰臥，膝蓋呈 90 度彎曲，兩膝間的距離為 1 個拳頭寬

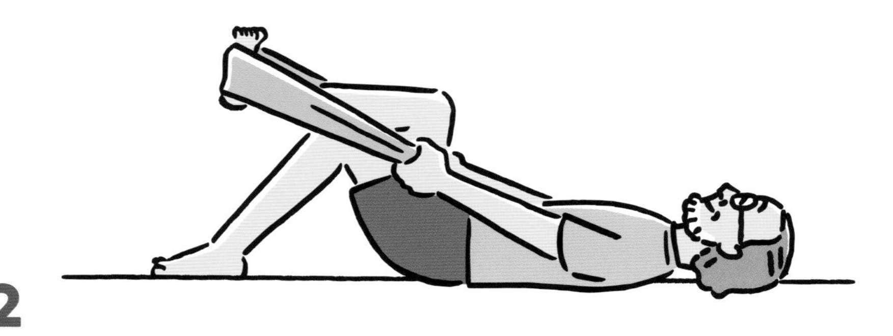

2

右腳抬起、彎曲，讓膝蓋位於髖關節上方，以腳底踩住毛巾，再用雙手拉住毛巾兩端

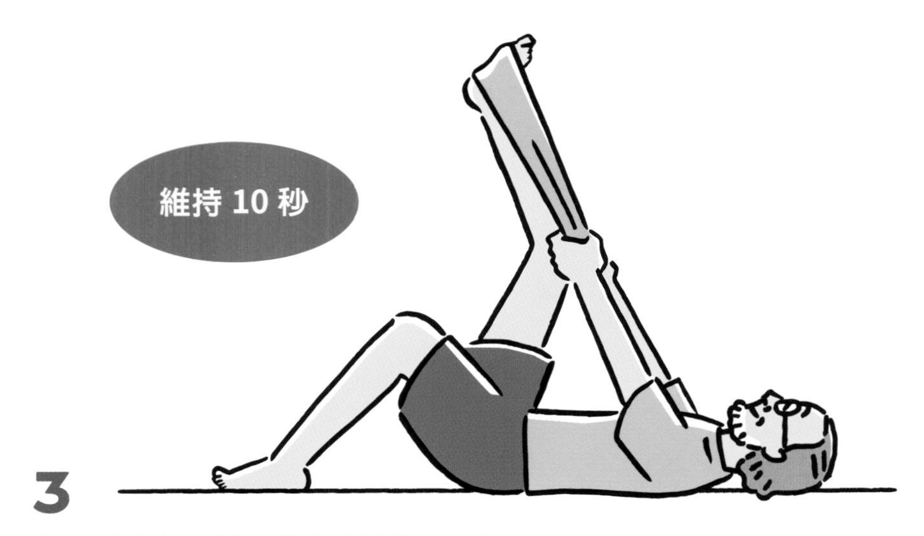

3

從 **2** 的姿勢，將右膝盡可能往上伸展。
維持這個姿勢 10 秒，之後換成左腳，再做一次

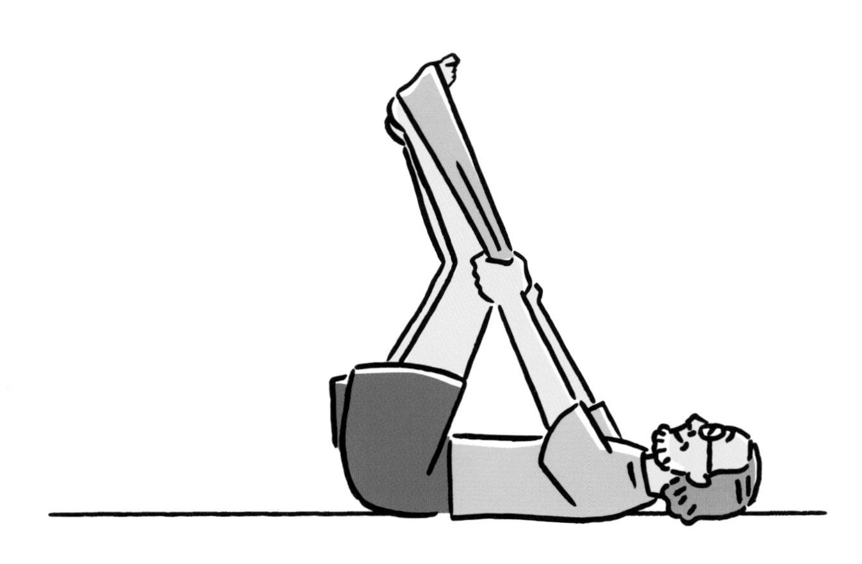

習慣之後，也試著兩隻腳一起做吧

以溫泉或腹式呼吸放鬆身心

沐浴也能增加ＮＯ。因為讓身體變暖很重要，所以不要只是淋浴，請務必要好好去泡個澡。為了同時得到放鬆身心的效果，水溫以38～40℃左右為宜。

身心放鬆會刺激副交感神經，讓血管更容易擴張。在日常生活中時常感受到壓力的人，我建議可以去大眾澡堂或溫泉泡泡澡。

在大眾澡堂或可以當日來回的溫泉沐浴時，進入寬敞的浴室，會產生豁然開朗的感覺，應該更能提升放鬆的效果。我在感覺到累積了一些壓力的時候，也會驅車前往當日就能來回的溫泉。

想要消除壓力，腹式呼吸也十分有效，可在日常生活中感覺到壓力時進行。此外，也能在睡前躺在床上時，蓋著棉被做。以3秒的時間吸氣，讓腹部隆起，之後再以7秒的時間用嘴吐氣，讓腹部凹陷。大概進行5次左右，即可刺激副交感神經，達到放鬆的效果。

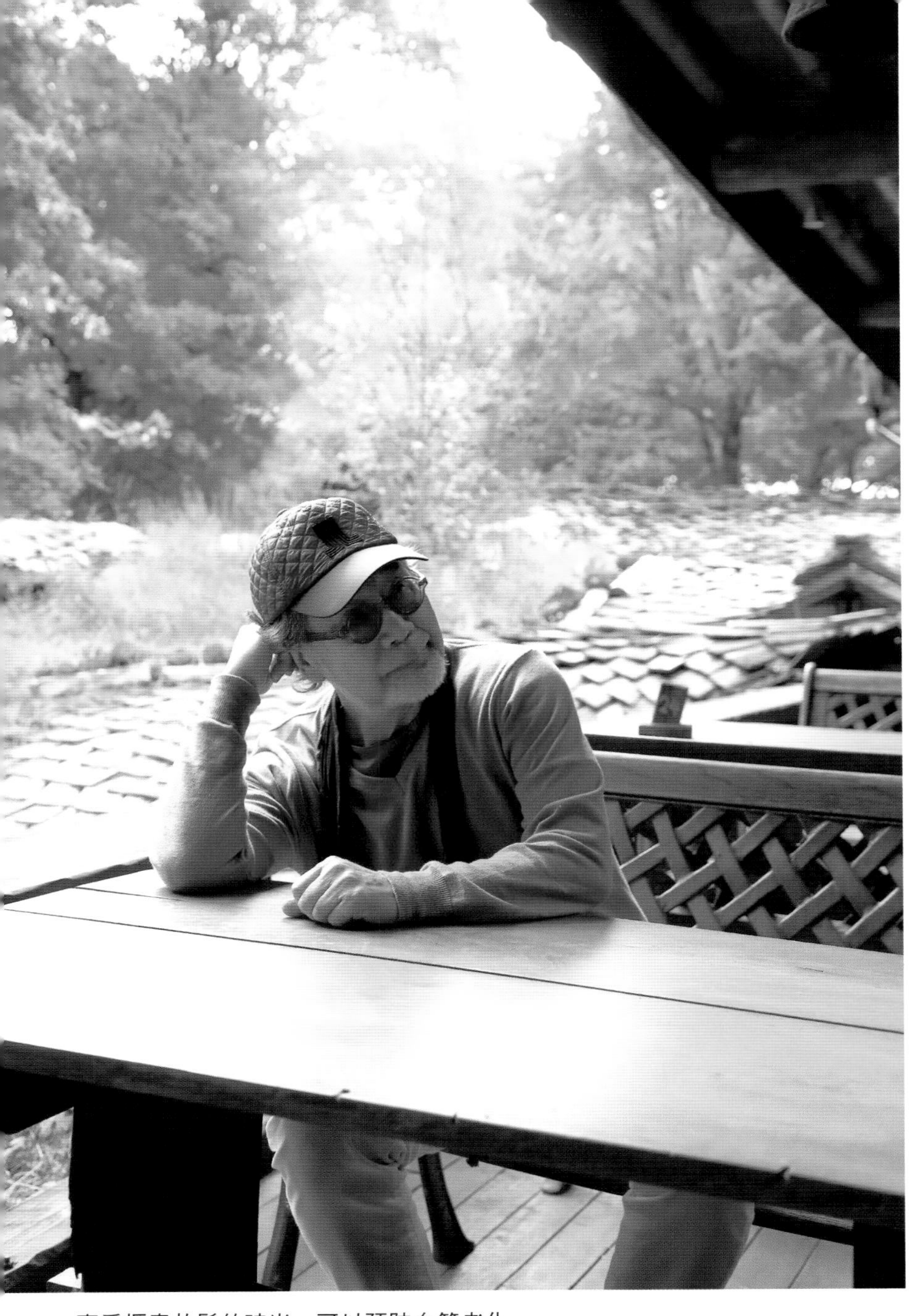

享受愜意放鬆的時光，可以預防血管老化

糖尿病也會加速血管老化

雖然前面已經以高血壓為主軸，針對「脈活」進行了許多說明，但高血糖也需要注意。造成糖尿病和高血壓的原因之一就是肥胖。一旦在家無所事事的時間過長，就會變得肥胖、讓血糖值上升。糖尿病除了會加速動脈硬化、提高心肌梗塞與腦中風的風險之外，如果長期維持在高血糖的狀態，還會引發視網膜病變或腎病變、神經病變等合併症。改善糖尿病的基礎，同樣也是「多吃蔬菜的飲食」與「肌活」。

有一份具衝擊性的報告指出，服用胃藥會讓糖尿病發病。根據義大利米蘭比科卡大學的研究，服用氫離子幫浦阻斷劑（ＰＰＩ）這種腸胃藥後，被診斷為糖尿病的人增加了，並且服用的時間越長，糖尿病發病的風險就越高。

關於這個現象，報告中認為可能是因為服用ＰＰＩ的關係，對第2章裡提過的腸道菌群造成影響。但我想告訴各位的，是「藥物會有各種副作用」這件事。除了糖尿病與高血壓之外，當身體有狀況時，如果能夠先透過良好的生活習慣來改善，是最好的方法。請從今天就開始改善自己的生活習慣吧。

第 5 章
眠活

不靠藥物改善失眠，
提高睡眠品質
確立一早開始就元氣滿點的
生活節奏

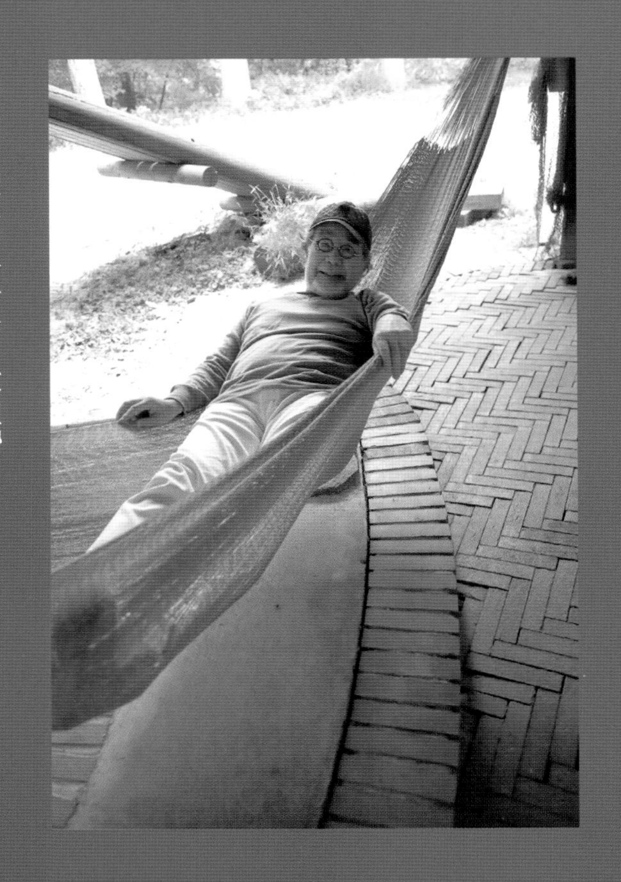

改善失眠，邁向活力滿分的90歲
提高睡眠品質，讓大腦與身體充分休息吧

睡眠不足會增加高血壓與失智症的風險

「眠活」的「眠」，指的是睡眠的「眠」，這是為了提升睡眠品質所進行的活動。睡眠不足會提高發胖、罹患高血壓和失智症的風險，所以是否擁有良好的睡眠品質，對於保持健康活力來說絕對不容忽視。

睡眠時，輕度睡眠的「REM睡眠」（快速動眼期睡眠）和深度睡眠的「非REM睡眠」（非快速動眼睡眠）會交替出現，兩者都具有重要的功能。大腦與身體主要在非REM睡眠時休息，在REM睡眠時，則會進行記憶與感情的整理。

除此之外，睡眠還有各種效用。例如，在入睡後大約3小時左右，身體會分泌生長荷爾蒙，這種荷爾蒙會讓人體在成長期時成長，成人後則改為修復受傷的血管或臟器、調整肌膚的狀態。

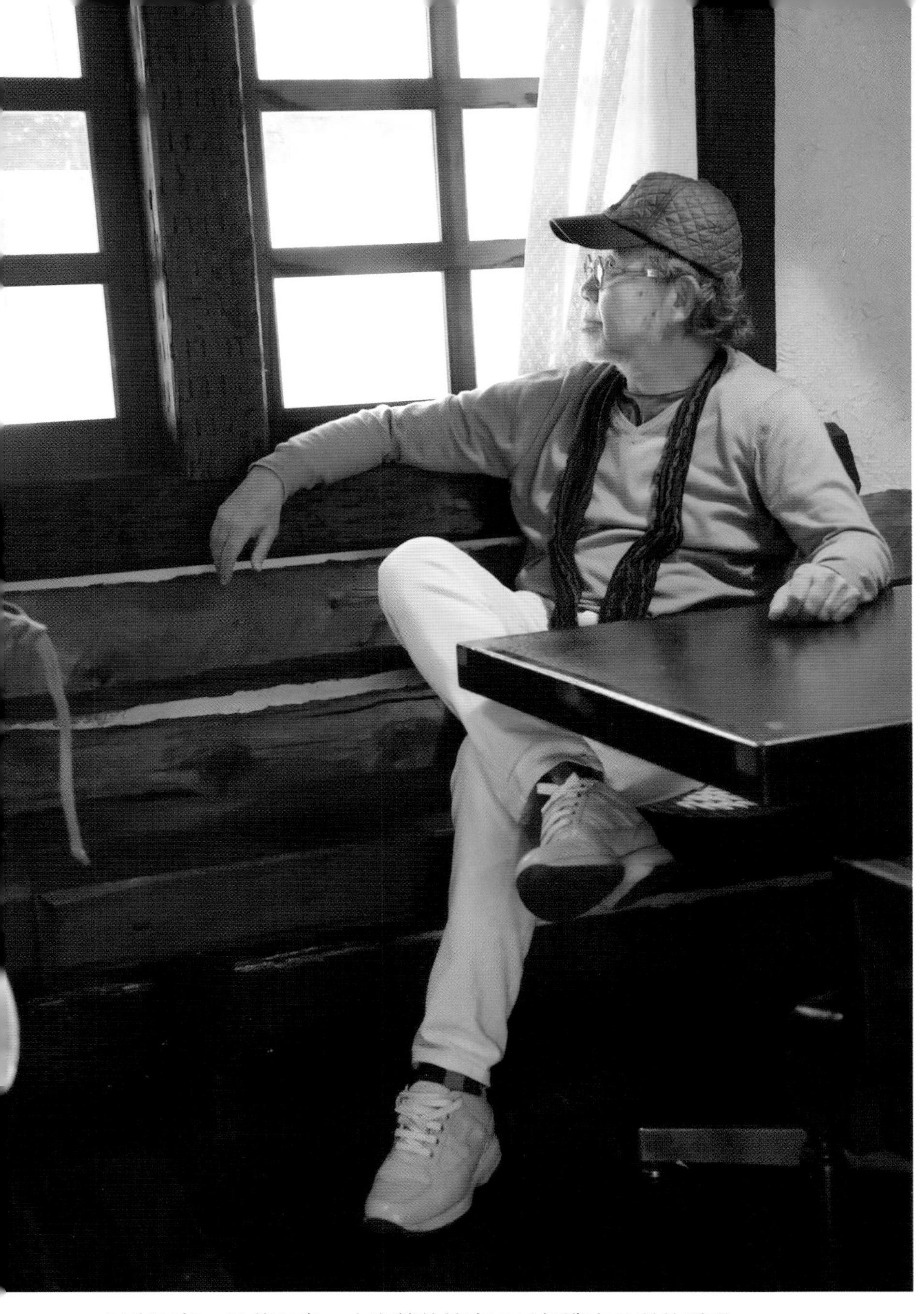

日出而起，日落而息。大自然的節奏可以打造高品質的睡眠

能讓大腦與身體充分休息所需的睡眠時間為7小時

睡眠具有讓大腦與身體休息、消除疲勞的效果。那麼，為了讓大腦與身體得到充分的休息，需要多長的睡眠時間呢？

我從面臨大學入學考試的18歲起，到60歲為止，大約40年左右的時間，每天都只睡4個半小時。即使睡眠時間未滿6小時卻依舊精力充沛的人稱為「短睡者」（short sleeper），那個時候的我就是屬於這種類型。

如果可以在短時間內就睡得沉，好處就是一天內可以利用的時間會變多，但並非任何人都能做到。根據史丹佛大學的研究，既定的理論認為短睡者具有遺傳上的特質，即使改變自己的行為，養成少睡的習慣，也無法成為後天的短睡者。

反倒我們應該先明白一件事。在只睡4個半小時~5個小時的情況下，大多數人的血壓就會上升、或者引發憂鬱症、因為壓力而引起慢性發炎，提高失智症的風險。現在已經知道，睡眠時間大約在7小時的人最長壽，如果是男性，只睡4~5小時的人，壽命較短。

然而，睡眠時間也並非越長越好，如果睡眠時間達到9或10小時，死亡的風險就

睡眠時間與循環系統疾病死亡風險之關聯
（以睡眠時間７小時為「１」所做的比較）

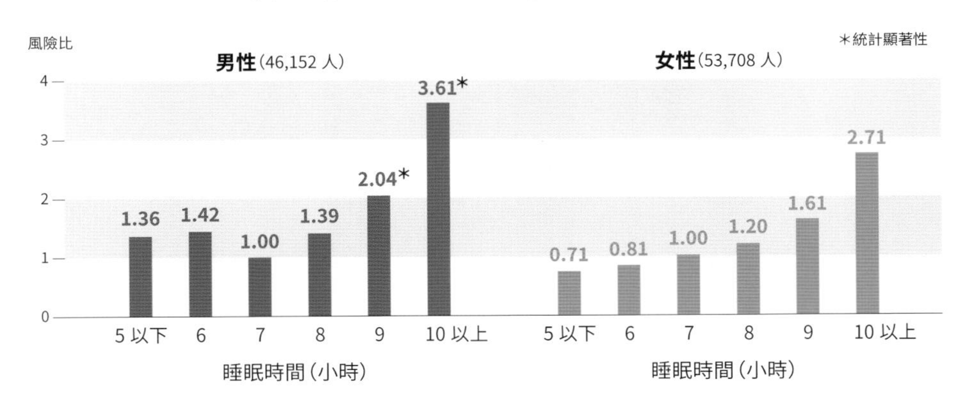

年齡、地區、吸菸、飲酒、綠茶攝取量、咖啡攝取量、獨居狀況、是否做過健康檢查、空閒時的運動程度、高血壓、壓力與 BMI 的影響皆進行統計學上的調整
＊出處：引用自國立癌症研究中心所做的多用途隊列研究，部分改動

會上升，特別容易引發心臟病等循環系統方面的疾病（參考上方圖表）。

我也從曾經擔任過聖路加國際醫院名譽院長的日野原重明醫生那裡聽說過，他一天只睡4個半小時。因為日野原醫生享嵩壽105歲，所以也不能一概而論，認為「短睡者都短命」，每個人適合的睡眠時間都各有不同。

適合自己身體的睡眠時間是幾小時呢？年輕時睡8小時就可以充滿活力的人，考慮到睡眠力會隨著年紀而逐漸減退，變為7小時、6小時，加以平均之後，我認為以「睡7小時」為目標是比較妥當的。

經由曬太陽、吃早餐來重新設定生理時鐘

如果希望提高睡眠品質，改善生活習慣是非常關鍵的。其中一項改善，就是重新設定生理時鐘。在我們體內，有被稱為「時鐘基因組」（clock genes）的基因，亦稱為生理時鐘。生理時鐘的節奏約為24．5小時，比起每日實際的時間多出0．5小時。因此，如果不在早晨重新設定生理時鐘、修正誤差，就會與實際的時間越差越多，導致即使到了夜晚也難以入睡的情況。

生理時鐘可以藉由沐浴在晨光之中來重新設定。除此之外，曝露在光線下可以抑制誘發睡眠的褪黑激素分泌，且同時分泌血清素。由於血清素是被稱為「睡眠荷爾蒙」的褪黑激素的材料，所以到了夜晚，褪黑激素的分泌量就會增加，讓人可以睡個好覺。

生理時鐘分為中樞時鐘與周邊時鐘。沐浴在晨光裡所重設的是中樞時鐘，另一方面，周邊時鐘則可以藉由吃早餐來重新設定。

早上起床後除了曬太陽之外，好好吃頓早餐也是很重要的。此外，在睡前做第116頁介紹的「蛙腿式」也能幫助入睡。

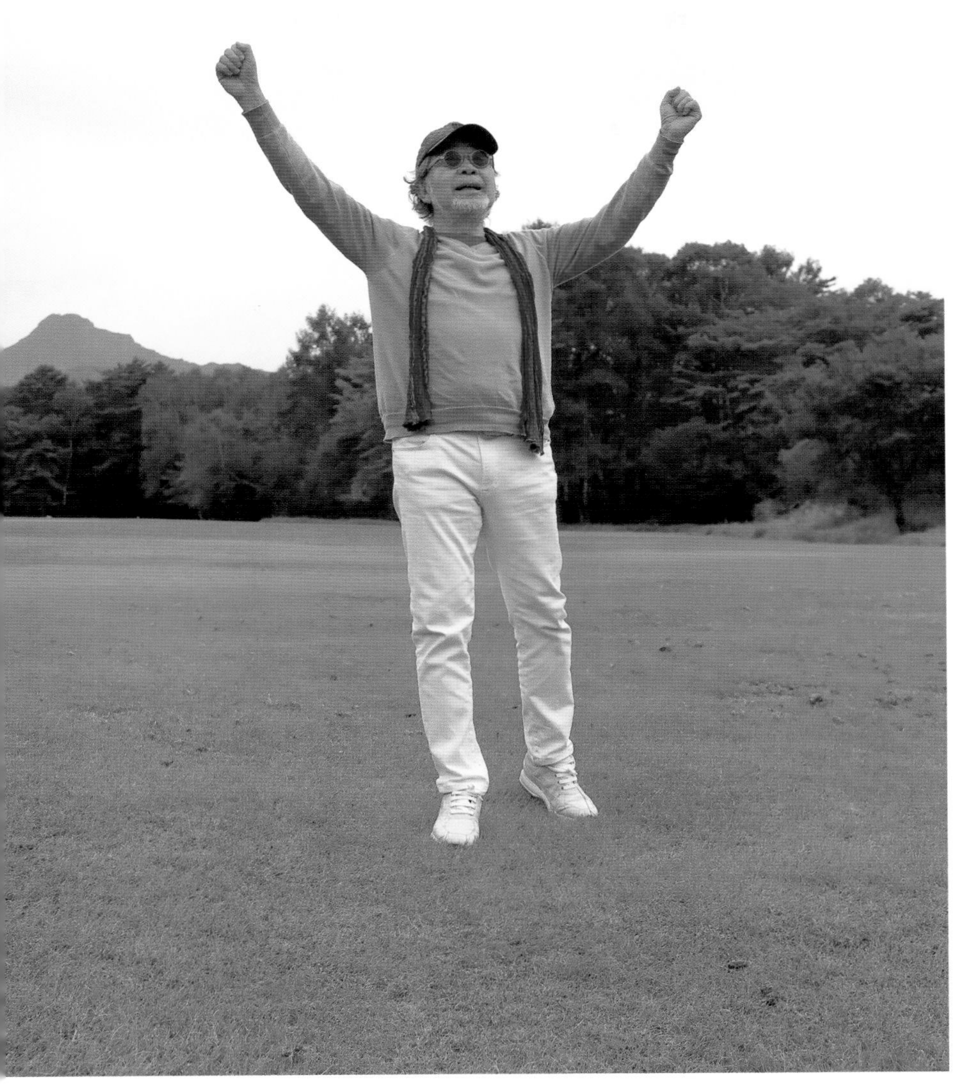

藉由沐浴在晨光裡來重新設定出現誤差的生理時鐘

伸展內收肌群與髖關節。在就寢前做，
具有放鬆效果，讓人容易入睡

蛙腿式

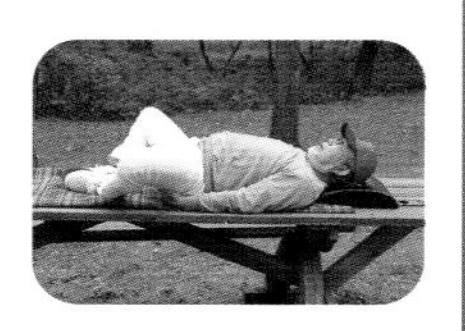

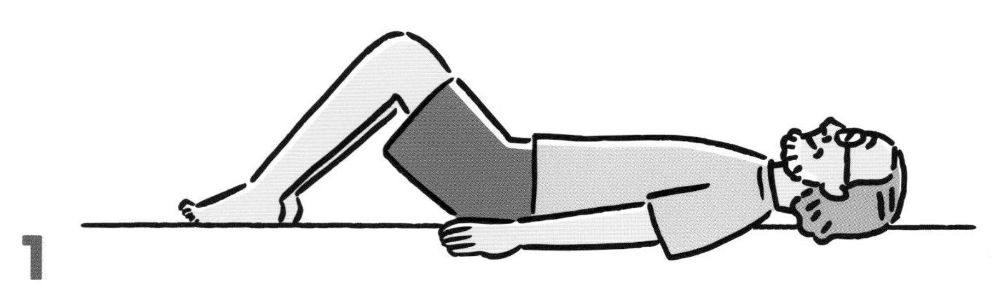

1

仰臥，膝蓋呈 90 度彎曲

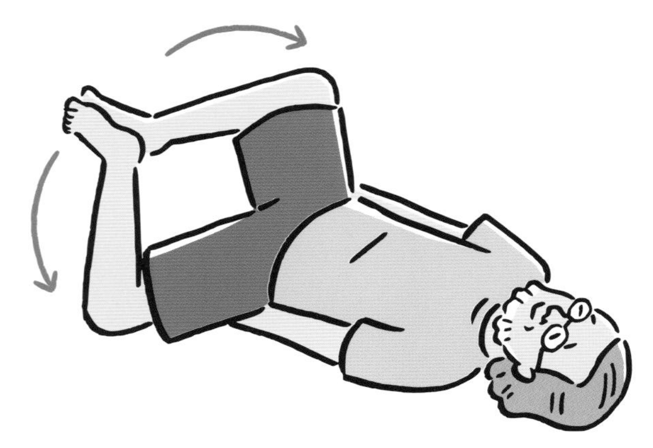

2

雙腳腳底相貼，膝蓋朝外側打開，維持這個姿勢 10 秒。
此時可以用手壓住大腿（參考下一頁上方的照片）

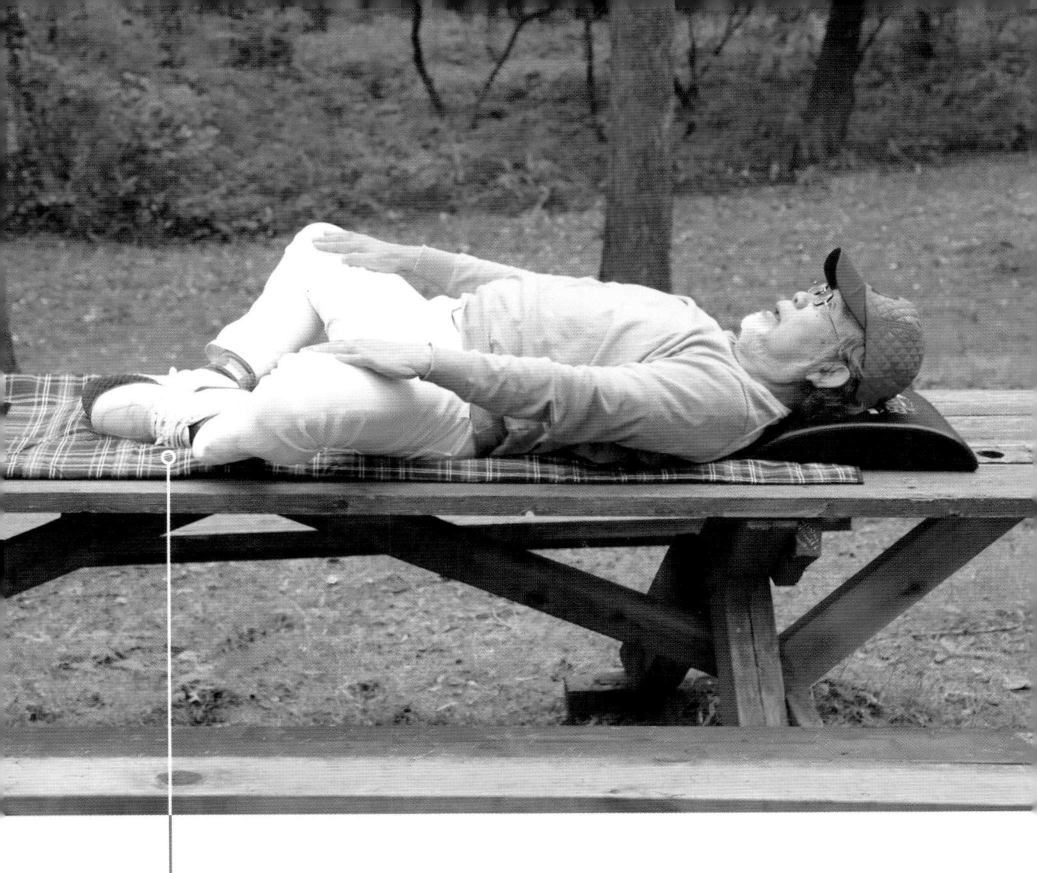

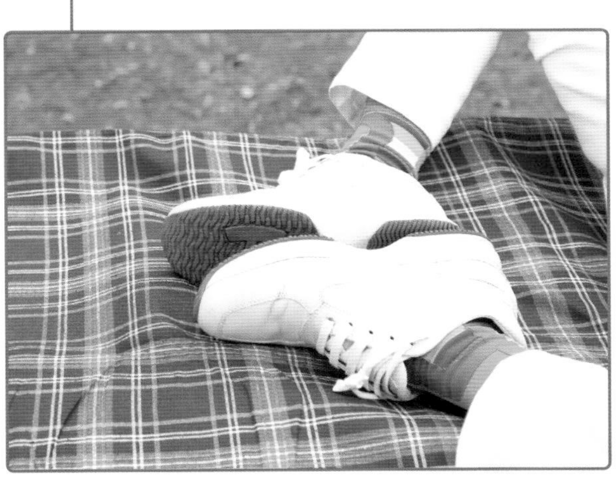

示範蛙腿式的鎌田醫生。雙腳的腳底要確實貼緊。如果身體過於僵硬，髖關節就無法張得太開，所以也可以用手壓住大腿輔助。絕對不要勉強，只要每天都做，漸漸就能打開

運動有助於增加熟睡感

在厚生勞動省發表的《打造健康的睡眠指南2014》中提到，「進行適度的運動，可以維持、提升白天的清醒程度，幫助人體區分出睡眠與清醒的節奏，特別是減少睡眠中斷，讓睡眠狀態穩定。以結果來看，有助於增加熟睡感」。

因此，我想向各位推薦的是「在早晨健走」。吃完早餐後，就出門健走吧。沐浴在晨光中健走，可以讓人體分泌血清素。血清素又被稱為幸福荷爾蒙，也能期待預防憂鬱症的效果。

具節奏感的運動有助於血清素的分泌。屬於「骨活」運動的踮腳運動也是具有節奏感的運動，因此，在早上做的話就會更有效果。

如果在早上進行健走或踮腳運動（第56頁），到了晚上，身體就會分泌以血清素為材料的褪黑激素，使人更容易入睡。我個人每天早上也會運動，請各位也試著做做看。

寢室的光線越暗越好

美國西北大學的范伯格醫學院，將20名健康的年輕人以10人為1組，分成2組，讓其中一組在有昏暗光源的房間中睡2晚，另1組則讓他們第1晚於昏暗的光源下、第2晚於較亮的光源下就寢。結果顯示，在睡眠時，原本應該由副交感神經處於優位，但在明亮的光源下，交感神經卻占了上風，人的心跳也變快了。也就是說，睡覺時的寢室光線應該要越暗越好。

此外，根據台灣的成功大學所進行的研究，指出「音樂對於提升高齡者的睡眠品質很有效」。結論提到，比起沒有聽音樂，在就寢時聆聽音樂會使得睡眠品質顯著提升，如果持續這個習慣4星期，效果更佳。此外，在選擇音樂類型時，比起節奏感強烈的音樂，舒緩平穩的音樂會比較好。

在就寢前1小時左右，關掉電視，以CD等方式聆聽自己喜歡的音樂後才入睡的話，應該就能睡得比較好。要這麼做的時候，記得先設定好定時開關，讓CD音響在入睡之後可自動關閉。

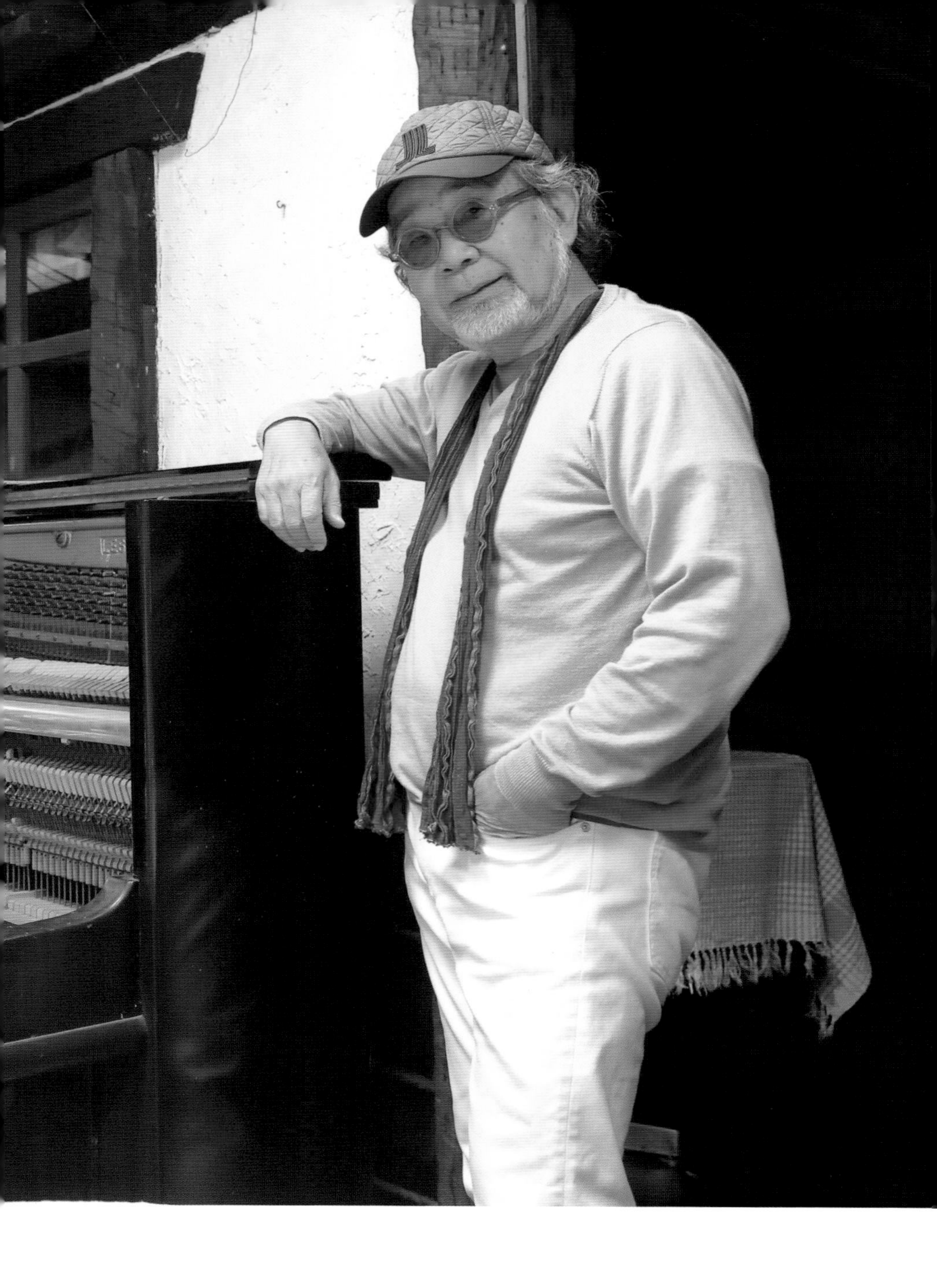

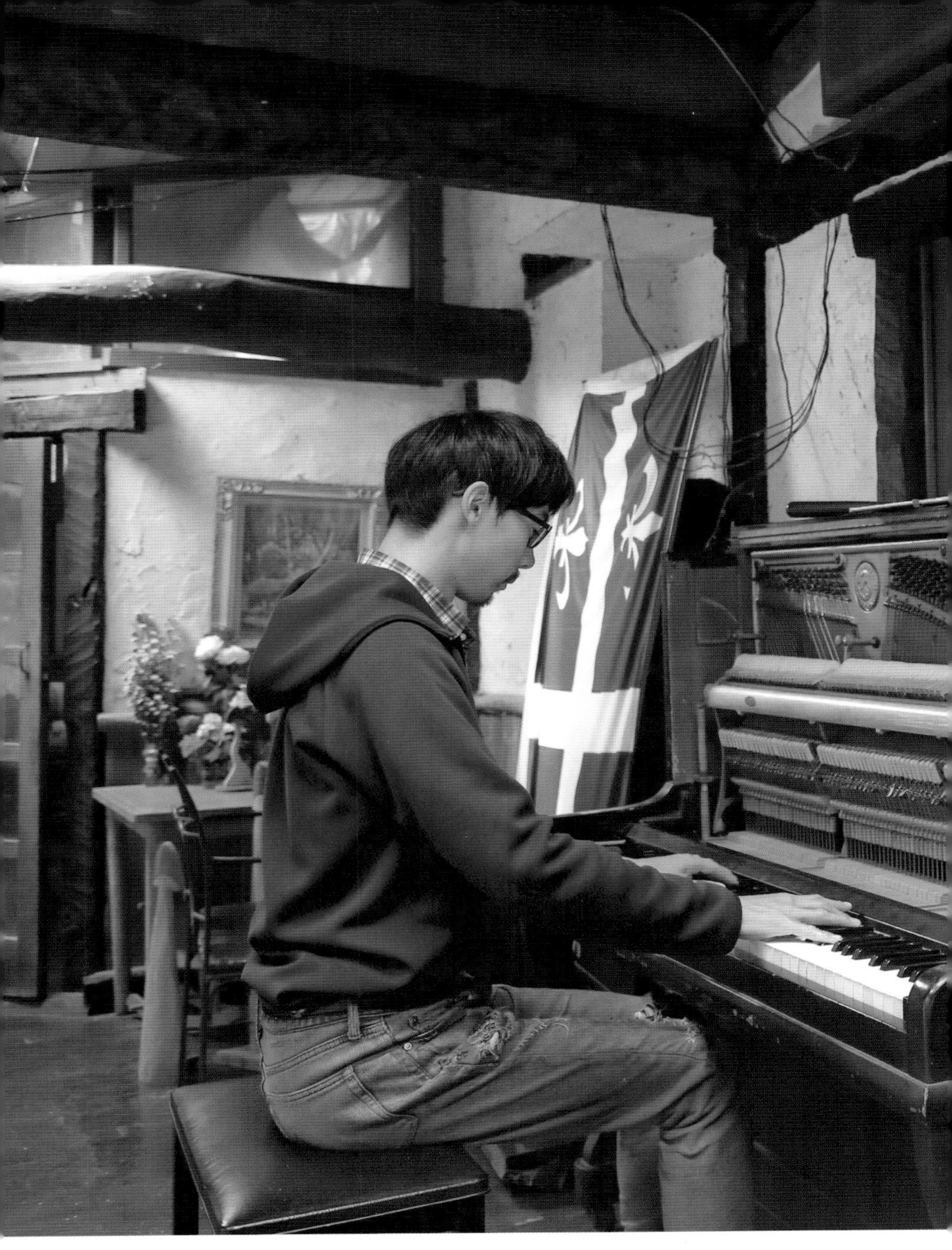

聆聽好音樂的習慣可以帶來優質的睡眠（正在演奏鋼琴的是川上槙二郎先生，他也有將自己的演奏上傳至 YouTube）

白天的適當勞累可以提高睡眠品質

如果沒有在白天進行會感到疲倦的活動，到了晚上，會因為身體並不覺得累而導致失眠。特別是如果整天都待在家裡，白天的活動量無論如何都會因此而降低。所以，除了前面提過的健走之外，像是藉由出門購物等行程來讓身體在白天的時候能夠獲得充分的活動，在夜晚會比較容易入睡。

此外，睡午覺也會讓睡眠的品質惡化。如果想讓睡眠的節奏回到正軌，不睡午覺是很重要的。但如果真的無法抵抗睡意，只要控制在20分鐘以內，就不會妨礙夜晚的睡眠。我要睡午覺的時候，會喝咖啡並且設好鬧鐘，在20分鐘後就醒來。

還有，洗澡最好在就寢之前1小時左右完成。產生睡意時，人體的核心體溫會逐漸下降，開啟睡眠的開關，因此，在就寢前不應讓核心體溫升高。除此之外，如果在睡前進食，腸胃的活動也會導致核心體溫升高，造成失眠。為了避免核心體溫上升，最好在就寢前3小時就吃完晚餐。

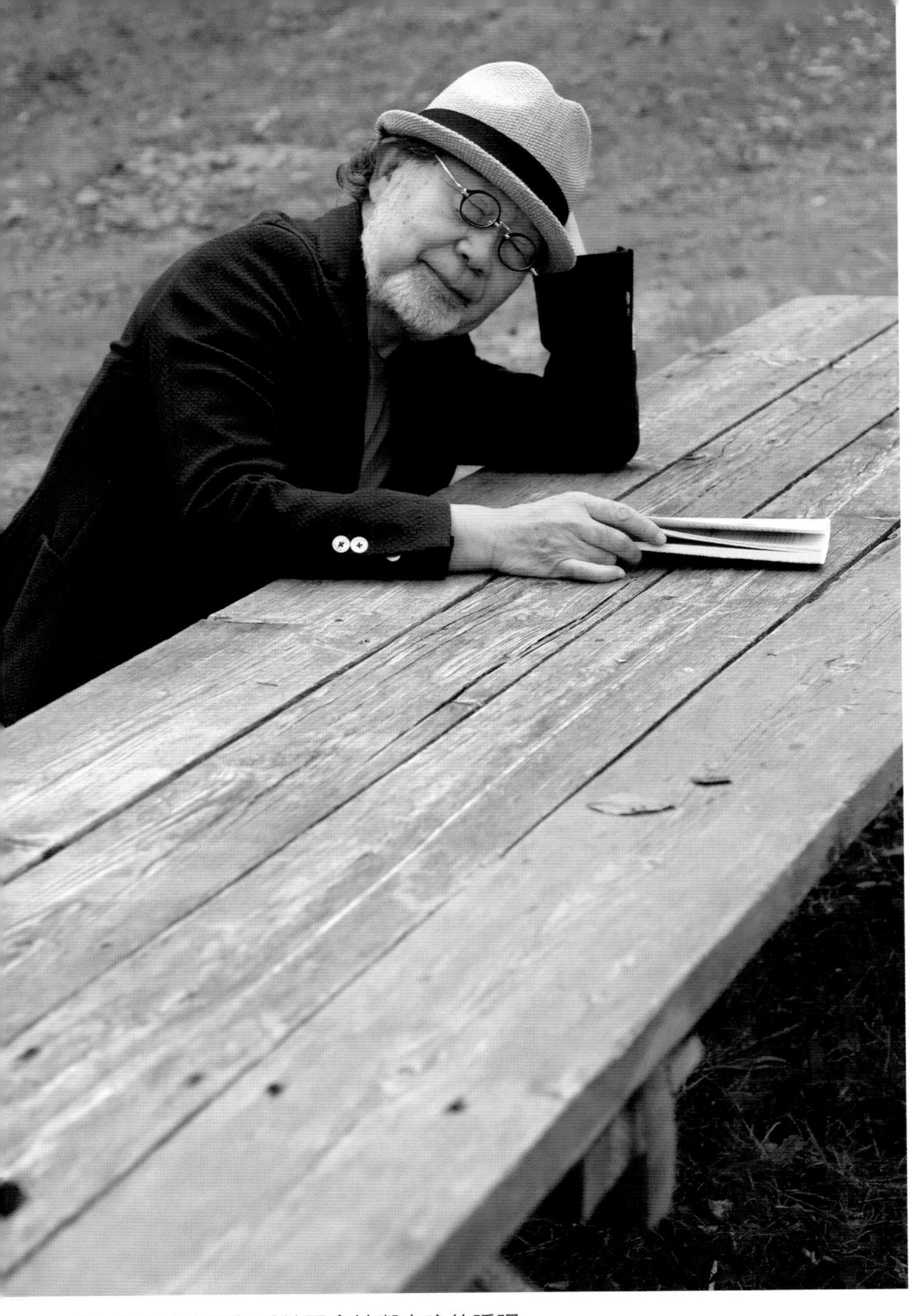

20 分鐘以內的午睡並不會妨礙夜晚的睡眠

如果早起的話，也進行「朝活」吧

大腦的活動，分為「適合在夜晚進行」與「適合在白天進行」兩種。由於感情在夜晚時會占上風，所以不太適合進行太過理性的思考。但大腦在睡眠中會發揮整理資訊、記憶和感情的功用，所以時常會有一早起來，腦中的資訊都已經統整過的情況。另一方面，大腦在白天較擅長進行理論性的思考，所以很適合閱讀新聞或書籍，並深入思考內容。因此，如果前一晚睡得好、有辦法早起的話，要不要試著有效地運用早晨的時間，進行閱讀等活動呢？

晨讀時，不單只是看過書籍的內容，重點在於要用自己的大腦思考。如果想要鍛鍊作為思考或推理、知覺和運動等中樞的大腦皮質，僅僅只是將資訊輸入腦中是不夠的，要是可以輸出自己的想法會更加有效。雖然只在腦中思考也不錯，但如果更進一步、將閱讀後的感想寫成文章，或是和親朋好友講述，效果更佳。像是選擇哲學類或歷史類的書籍、挑戰不曾看過的類別、或是將每天發生的事寫成隨筆，都能促進大腦活性化。我個人也是在早上的時段寫書。

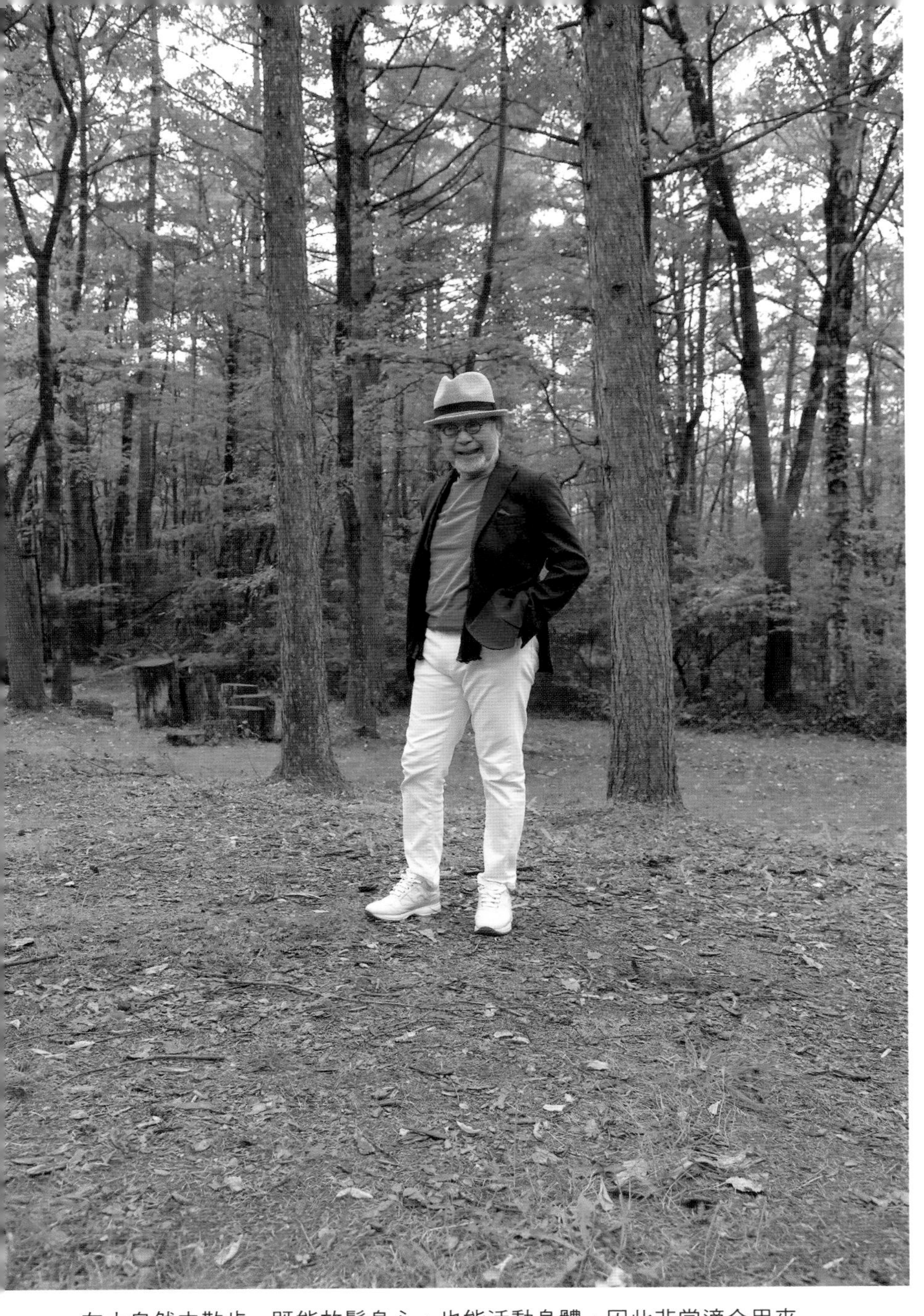

在大自然中散步，既能放鬆身心，也能活動身體，因此非常適合用來進行「眠活」

後記

有70歲就骨折的人，也有到了80歲仍然能夠每天都充滿活力、行動自如的人。兩者間的差異，就在於是否有妥善鍛鍊肌肉與骨骼。

過了60歲之後，如果沒有刻意鍛練，肌肉與骨骼就會急速衰弱。在這之中格外重要的，就是鍛鍊肌肉的運動。只要從本書介紹的19種運動中，每天選出3種左右進行，應該任誰都能擁有「到了90歲，還能一個人去餐廳享用美食」的肌力吧。

本書將「為了在60多歲後還能每天都健康地生活」的「5活」分為5章，在每1章中針對主題加以解說。其中最重要的，就是「肌活、骨活」。此外，如果配合實踐藉由免疫力的提升來讓人遠離疾病的「腸活」、防止失智的「腦活」、預防心肌梗塞等猝死原因的「脈活」、以及讓身心充分休息的「眠活」，應該就能夠不依賴長照保險、神采奕奕地跨越90歲的高牆

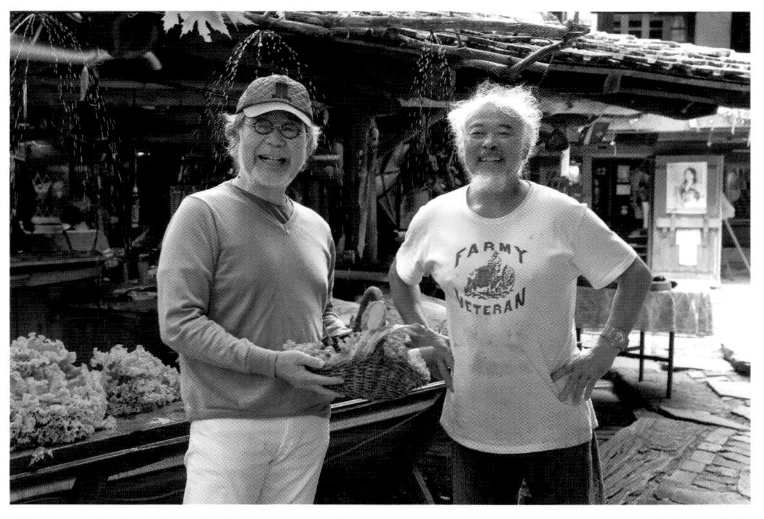

與大力協助本書攝影的 Canadian Farm 創始人、同時也是鎌田醫生盟友的長谷川豐（暱稱 Haseyan）先生合影

吧。

本書的製作團隊與我的上一本著作《鎌田式懶人肌肉鍛鍊操》相同，企劃與編輯為加藤紳一郎先生、寫手為福士齊先生，攝影則是渡邊七奈小姐。

此外，還有 Haseyan、以及負責運動監修的「UTOPIAN」代表．長谷川觀先生等人，因為有這麼多人的幫助，本書才得以完成，我想在這裡向各位致上最深的謝意。

PROFILE

鎌田實（かまた・みのる）

1948 年生於東京。1974 年畢業於東京醫科齒科大學醫學系，於 1988 年就任諏訪中央醫院院長，對推廣與地區一體化的醫療、改善飲食生活以及關於健康的意識改革等活動不遺餘力。2005 年，就任同院名譽院長。在車諾比核事故發生後，從 1991 年起，派遣醫師團前往白羅斯 境內受放射性污染的地帶，提供藥品支援。自 2004 年起，對伊拉克的 4 間兒童醫院提供醫療支援，並在難民營中設立 5 間基層醫療照護所 。關於日本國內的活動，則會前往以東北為首的全國各處受災地，舉辦講座和進行支援活動。近年，以「打造健康」、「照護」為主題的講座也有所增加。著有《鎌田式懶人肌肉鍛鍊操》、《迅速提升肌力 預防高血壓、高血糖、失智症！鎌田式 只需要 10 秒的慢速肌活》（暫譯，KADOKAWA）等作品。

鎌田 實 官方網站
http://www.kamataminoru.com

TITLE

迎接樂活長壽的鎌田式 5 大養生術

STAFF

出版	瑞昇文化事業股份有限公司
作者	鎌田實
譯者	林芸蔓
創辦人 / 董事長	駱東墻
CEO / 行銷	陳冠偉
總編輯	郭湘齡
文字編輯	張聿雯　徐承義
美術編輯	李芸安
國際版權	駱念德　張聿雯
排版	曾兆珩
製版	明宏彩色照相製版有限公司
印刷	龍岡數位文化股份有限公司
法律顧問	立勤國際法律事務所　黃沛聲律師
戶名	瑞昇文化事業股份有限公司
劃撥帳號	19598343
地址	新北市中和區景平路464巷2弄1-4號
電話	(02)2945-3191
傳真	(02)2945-3190
網址	www.rising-books.com.tw
Mail	deepblue@rising-books.com.tw
港澳總經銷	泛華發行代理有限公司
初版日期	2024年10月
定價	NT$350/HK$109

ORIGINAL JAPANESE EDITION STAFF

デザイン	田中俊輔（PAGES）
編集協力	福士 斉
撮影	渡辺七奈
イラスト	小林孝文（アッズーロ）
撮影協力	カナディアンファーム（長野県諏訪郡原村） 川上槙二郎
編集	加藤紳一郎
印刷	シナノ書籍印刷

國家圖書館出版品預行編目資料

迎接樂活長壽的鎌田式5大養生術 / 鎌田實作；林芸蔓譯. -- 初版. -- 新北市：瑞昇文化事業股份有限公司, 2024.10
128面；　14.8x21公分
ISBN 978-986-401-775-1(平裝)

1.CST: 健康法 2.CST: 養生

411.1　　113012732

KAIGO NO SEWA NI NARANAI KAMATASHIKI 90 SAI NO KABE WO GENKI NI NORIKOERU 5 NO GOKUI